Hanada新書 004

60歳から体温を「0.5度」アップする健康法

川嶋 朗
Kawashima Akira

飛鳥新社

プロローグ――私が二〇歳若く見える理由、それは「温活」

本書のオビの写真を見ていただければお気づきになると思いますが、六七歳目前の私は、かくも若々しく見えます。いや、自慢しているわけではなく、周囲の人たちがそういってくださるのです。ときには「川嶋《かわしま》さん、二〇歳は若く見えますね」などと――。

そんな私の一日の生活は以下のようなものです。

朝起きるとすぐに、白湯《さゆ》に三種類の漢方薬を入れて飲みます。まず、私には肘に痛みがあり、尿路結石もあるので、血液循環や水分代謝を活発にして疼痛《とうつう》を癒やす疎経活血湯《そけいかっけつとう》。次に、尿路結石を予防してさらに血液を増やす猪苓湯合四物湯《ちょれいとうごうしもつとう》。そして新陳代謝を良くして体を温め、疼痛を緩和する附子末《ぶしまつ》です。

起きている時間で体温がいちばん低いのが起床時なので、起きると同時に体の中心を温めて、滞っていた血流を改善します。そうして体中に酸素や栄養素を行きわたらせて、血管にこびりついていた老廃物などを排出するのです。

そして天気が良ければ、東京・文京区の自宅から港区高輪の診療室まで、約一三キロの道のりを、自転車で通っています。

さらに週に一度はジムに。筋トレで脚、腕、背中、腹の筋肉を満遍《まんべん》なく鍛え、クールダウンも兼ねて、水泳を行います。

もっといいますと、家内とともにテニスクラブのメンバーにもなっていますので、二人のスケジュールが合えば、テニスにも行きます。そのクラブは都心にあるにもかかわらず樹木に囲まれた場所で、そこで汗を流すのは、神様からいただいたご褒美《ほうび》のようにも思えます。

加えて最近、ゴルフを再開しました。三〇年前にハーバード大学に赴任し、マサチューセッツの広大な大地でゴルフを始めました（ただし、とても格安な料金で）。が、一緒にゴルフを始めた家内が妊娠したためにプレーができなくなり、そのため私も彼女を慮《おもんぱか》ってゴルフを中断しました。しかし最近、息子も一人立ちし、家内も時間が取れるようになったため、またゴルフを再開したのです。

さて後述するように、六八歳が、私が「病気を治そうとするのを止《や》める歳」です。それは家内とともに歩んできた時間、三四年を倍にした歳。かように私は、家内との関係性を大事にして生きてきました（ここだけは、家族円満のために、強調させてください！）。

そんな私と家内の趣味、いや、「生き甲斐」は、ワインを楽しむことです。我が家の小さなワインセラーには、いつも二四本のワインが鎮座《ちんざ》しています。平日は、それほど飲むわけではありませんが、週末は二人で、あるいは友人の評論家の先生や編集者を招いて、盛大に飲み会を催します。自称「大酒飲み」ですが、それなりに自制しつつ、六九歳からの「自由人」の準備を始めています。

そして、こんな自由人たる私を支えてくれているのが、本書で解説していく「温活」。特に六〇歳以上の人たちにとっては、生きる力そのものを高めてくれるものです。具体的な「温活」の方法も含めて分かりやすく解説していますので、ぜひ最後までお読みください。

ところで、一九五七年当時の日本人に比べて、現代人の体温は〇・五度以上も低くなってしまったことはご存じでしょうか？　東京大学の田坂定孝《たさかさだたか》教授のグループが、一九五七年に、日本人の平均体温値に関する研究を発表しました。このときの計測では、一〇～五〇歳前後の男女三〇九四人の体温を計測したのですが、その平均値は三六・八九度でした。

この極めて古いデータが学術的には最新のものなのですが、約五〇年後の二〇〇八年に医療機器メーカーのテルモが行ったウェブ調査もあります。その結果は、日本人の大人の平均体温は三六・一度、子どもは三六・四度でした。

ということは、約五〇年のあいだに、日本人の平均体温は〇・七〜〇・八度も低くなってしまったのです。いや現在は、もっと低くなっているかもしれません。いま日本人の体温は、明らかに低下し続けています。

この「低体温化」が年々増え続けている多くの病気と関係している——私はそう確信しています。

たとえば現代人が最も恐れる病気の一つ、ガン。欧米では減少しているのに、なぜか日本では、ガン患者が増えています。その背景にも、やはり「低体温化」があるのではないかと踏んでいます。

実際、現代の日本は、ざっくりいって二人に一人がガンに罹《かか》る時代に突入したのです。

二〇一九年の国立がん研究センターの調査によると、男性の六五・五パーセントが、そして女性の五一・二パーセントが、生涯のうちにガンに罹患《りかん》します。既に「国民病」といっても過言ではないかもしれません。

この体温の低さは、実は現代人の心の不調も招いています。厚生労働省が「世界メンタルヘルスデー二〇二三」に際して発表した数字を見ると、日本で一生のあいだに鬱《うつ》や不安症など何らかの精神疾患に罹る人が約二割いるとしています。そして、私の診療室に来られる鬱の患者さんも、おしなべて体温が低いのも事実です。

実は人間の体では、体温が三六・五〜三七・〇度のときに、体内の酵素が最も活発に活動します。すなわち、現代人の体温があと「〇・五度」だけアップすれば体の機能全体が改善する、ということです。

逆に、体温が低いまま、あるいはもっと低下すればどうなるのか？　酵素の活性が低下するということになりますが、まず糖を代謝する酵素が働かなければ、エネルギーを産生できなくなります。そうすれば当然、日々の暮らしを生き生きと送ることなどできません。

たとえば脂質の分解酵素が働かなければ、体脂肪が付きやすい体質になります。そうすれば当然、健康にも悪影響が及び、生命維持活動にすら影響が生じるのです。

また、タンパク質の合成酵素が働かなければ、やはり生命維持に必要な物質を合成することができません。そして、遺伝子の修復酵素が働かなければ、傷ついた遺伝子を修復できなくなるため、ガン細胞が生まれてしまうかもしれません。

このように見てくると、体温が低いというだけで、いかに病気を引き寄せやすいか、それが理解できると思います。

ですから当然、現代人の多くが悩んでいる糖尿病や心不全や認知症などにも「温活」は有効です。もちろん、二〇二〇年初頭から猛威をふるった新型コロナウイルスも遠ざけてくれることにもなります。

二〇一九年にOECD（経済協力開発機構）が発表した調査（「Health at a Glance 2019」）では、「あなたは健康ですか？」という質問に対し、日本人は、三五・五パーセントが「はい」と答えました。この数字は、三五ヵ国中三四位。その背景には、やはり体温の低下があるのかもしれません。

本書では、特に六〇歳を超えた人たちにとって大切になる「温活」について分かりやすく解説していきますが、それは誰にも支援を受けずに暮らしていける「健康寿命」を延ばすためでもあります。

確かに日本は世界有数の長寿国です。二〇二二年に発表された厚生労働省の調査によると、男性の平均寿命《じゅみょう》は八一・四七歳、女性の平均寿命は八七・五七歳。WHO（世界保健機関）が発表した二〇二二年版の「世界平均寿命ランキング」を見ると、日本は世界一位の長寿国になっています。

一方、日本人の「健康寿命」は、決して長いわけではありません。天国に行くまで平均して約一〇年、何らかの補助を受ける時間を経験しているのも事実です。

厚生労働省では、この「健康寿命」を、「健康上の問題で日常生活が制限されることなく生活できる期間」と定義しています。すなわち「日常生活に制限のある期間」とは、「要支援・要介護の状態」を指します。

「健康寿命」が「平均寿命」よりも短くなるのは当然ともいえるのですが、この両者の差を縮めるのも、『60歳から体温を「0.5度」アップする健康法』なのです。たった「〇・五度」体温を上げるだけ。しかも「温活」は、六〇歳から始めても健康寿命を延ばしてくれる優れものです。本書を読んで、体を温めるための食事法や生活習慣を、ぜひ身に付けてください。

「体温を一度アップする」というと、たいそうハードルの高い作業のように感じてしまいますね。でも、その半分で十分。日々のちょっとした生活習慣の工夫《くふう》で、簡単に実現することが可能なのです。

そして体温が〇・五度アップするだけで、ガンも高血圧も糖尿病も心臓病も認知症も、あなたの体から逃げ出していきます。加えて、薄毛やハゲやＥＤ（勃起《ぼっき》不全）、そして更年期障害も解消してくれます。

ぜひ本書を読んで、「温活」を日常生活のなかに取り入れてください。そして、人生一〇〇年時代に「天国に行くまで元気」を目指しましょう。

60歳から体温を「0・5度」アップする健康法◉目次

第二章　日常生活で簡単に実現する「温活」リスト

第三章　ガンを防ぐ「温活」のメカニズム

第四章　高血圧・糖尿病・脂質異常・認知症なんかも怖くない！

第五章 六〇歳以上の体を温める運動法

第六章　六〇歳以上の体を温める食事法

第七章　二〇歳若く見える私の一日

第八章　西洋医学と東洋医学のいいとこ取り

第一章　六〇歳を超えても体温は上がる健康になる！

アンジェリーナ・ジョリーの勘違い

人間は、すべからく自分自身の「自然治癒力」を信じるべきだ、これが私の持論です。ところが病気の出現や再発を恐れるあまり、まだ症状が出ていない段階で、予備的に自分の臓器を切除する人たちがいます。それは西洋医学的手法の最たるものですが、たとえば女優のアンジェリーナ・ジョリーさんのケースがこれに当たります。

二〇一三年、彼女は、健康な乳房を予防的に切除しました。これは日本でも大きな話題になりましたが、なんと乳房だけではなく、後に卵巣や卵管も切除してしまいました。

彼女の場合、細胞のガン化を防ぐ遺伝子、「ガン抑制遺伝子」に生まれつき異常がありました。そのため乳ガンや卵巣ガンになる確率が、一般の人に比べて、六～六〇倍も高かったのです。そこでガンが発生する前に、予防的に、健康だった乳房を切除したというわけです。

この「予防的切除」には様々な意見が寄せられていますが、少なくとも有名女優のケースが話題になったことで、多くの人が関心を持つようになりました。すると実際、遺伝子検査を受診して、予防的な切除を行う人も増えたようです。

しかし冷静になるべきでしょう。自分がガンになりやすい遺伝子を受け継いだからといっても、必ずガンが発症するわけではありません。

というのも、ガンは人間が生まれつき持っている細胞の遺伝子が「ミスコピー」されたものであり、人体の自然治癒力が働けば、この遺伝子の産物を消去できる可能性もあるのです。

すなわち、予防的にガンが発生すると思われる臓器を切除することが、唯一の対処法ではありません。人体が本来、備えている力によって、発症を防ぐことができるからです。

このように、人体には自然に治癒する力が備わっているのですが、現代人は、それを忘れています。そうして自然治癒力を信ずることもなく、医師や薬に頼っている。しかし私は、病気は医師が治すのではないと思っています。病気は、患者さん自身が自分で治すもの、少なくとも、そうした意識が大切だと思っています。

そして、ここで本書の主題となる「温活」の登場です。体を温めることは、この自然治癒力を刺激し、活性化することになるからです。

私は、救急治療など西洋医学の優れた部分を否定するものではありません。しかし現代の日本人は、特に「もう自分は歳だ」などという言葉が口癖になっている六〇歳以上の人は、もっと自分自身の自然治癒力を信じ、開発していくべきだと思います。

残りものの肉じゃがの教え

ところで、食べ残した肉じゃがの器を冷蔵庫に入れておくと、次に取り出したとき、表面に白い塊《かたまり》が生まれています。これは脂。このように、脂は冷えると固まる性質があります。そして人間も冷えると、体内で、同じようなことが起きるのです。

人間の体中に張り巡らされた血管の総延長は、なんと地球二周半分の長さにもなります。血液は、これほどの長い距離を駆け巡り、人体のすみずみまで酸素や栄養分を届けています。また老廃物を運び出して体内を浄化し、私たちの健康を維持してくれています。

ところが人体が冷えると、体内では何が起こるでしょうか？　そう、肉じゃがの残りもののように余分な脂肪分が血中で固まり、血管の内側に付着します。それどころか、冷えを感知した人体は血管を収縮させるので、結果的に血流はますます滞《とどこお》ります。すると血管は詰まりやすくなり、血液もドロドロに……。

細胞は、血液が運んできた酸素や栄養分をもとに、生命活動を維持するための化学反応とエネルギー交換を行います。これを「代謝」といいますが、その結果として生じた老廃物や余分な水分を、血流は細胞から運び出して、排出してもくれます。

ところが体内の温度が下がると、血管は硬くなって収縮します。すると血液の通り道が狭くなるため、当然、血行が悪くなります。また血液の温度が下がると粘性が高まるので、ますます血流が滞ります。

このように、人体が冷えて血行が悪くなると、体のすみずみに運ばれる酸素や栄養分も減少しますので、代謝も低下します。すると熱の産生も減少し、ますます体温が下がる。こんな悪循環に陥ってしまうのです。

子どもに比べて体温の低い、特に六〇歳以上の人たちには、こうした現象が生じやすくなります。すると動脈硬化や糖尿病、あるいは肝臓病や腎臓病などの原因を作ってしまうことになるのです。

それだけではありません。先述の通り、冷えると人体に備わる酵素の働きが鈍くなります。

酵素は、あらゆる生命活動に関わる重要な物質。細胞の合成や分解を行ったり、あるいはウイルスや病原菌を退治するための免疫を活性化してくれています。

また、老化の原因となる活性酸素を中和するのも酵素。もちろんホルモンの合成にも関わっているので、人体が冷えると、大切なホルモンが合成されなくなるのです。

加えて、アンジェリーナ・ジョリーさんのケースが当てはまりますが、「遺伝子修復酵素」はウイルスや紫外線などによって傷ついた遺伝子を修復してくれる、すなわちガン化を防いでくれるのです。

しかし冷えた人体では、傷ついた遺伝子も、その修復作用を受けることができません。こうしてガン細胞が生成されてしまうのです。

「コールドドリンク症候群」とは何か

ここで「冷えのメカニズム」についても説明しておきましょう。単に「体を冷やす」といっても、キンキンに冷えた生ビールを飲んで冷やすのか、あるいは効きすぎたオフィス空調の冷気によって冷やすのかで、冷えのメカニズムが違います。

加えて、特に六〇歳以上の人が注意しなければならない食べすぎや運動不足による肥満、あるいはメタボリックシンドロームに代表される生活習慣病と人体の冷えについても、その関連を述べていきます。

まず、冷たいものを口から飲み込んで体内から冷やすパターン。私は、これを「コールドドリンク症候群」と呼んでいます。

現代人は、冷たい飲みものが大好き。飲みものといえば、お茶にしてもコーヒーにしても、冷蔵庫で冷やしたものが当たり前になっています。

夏の猛暑のなかとはいえ、寒いほどに冷えたオフィスに帰っても、会議の場で供せられるのは、冷たい飲みものです。冷蔵庫からペットボトルを取り出すだけなので、社員の手を煩《わずら》わせることもありません。

しかし一年中、冷たいものばかりを飲み続けることは、様々な体の不調や病気の原因になります。そう、体に「冷え」が生じるからです。

冷蔵庫に入っているペットボトルは、おおむね五～一〇度くらいの温度に冷やされています。すなわち人間の体温よりも三〇度近くも低い。その冷たい液体が一気に口に入ってくると口中の粘膜の温度が下がり、その瞬間、交感神経が緊張するため、食道や胃など消化管の血流も減少します。

すると、唾液《だえき》や胃液などの消化液も十分に分泌《ぶんぴつ》されなくなります。こうして食べものを消化できなくなり、消化不良のまま腸に送られることになります。

これこそ、体のなかから冷える「コールドドリンク症候群」のメカニズムです。

実は冷たい麺やアイスクリームも危険

飲みものだけではなく、冷たい食べものによっても、人体のなかでは同様の「コールドドリンク症候群」が起こっています。

たとえば冷たい麺の類い。夏場、暑いからといって、つるつると素麺《そうめん》や冷たいうどんばかり食べて、冷たいお茶やビールを飲んでいると、胃の粘膜《ねんまく》を覆《おお》っている粘液の産生が抑制されていきます。

すると、胃壁は無防備な状態に陥ってしまうのです。

もともと消化管は血流が豊富な場所。にもかかわらず、そこに体温よりもずっと低いものを流し込むと、消化管の関門たる胃が、まずダメージを受けてしまうのです。かつて流行《はや》ったことのあるゼリー状のダイエット食品……これを毎日のように食べていた人が胃潰瘍《いかいよう》になってしまった、などという例もあるのです。

こうしたゼリー状の食品は冷たいうえに、液体よりも長時間、胃のなかに停留するので、粘膜への影響が大きいということなのでしょう。

お茶に関しても注意が必要です。緑茶やウーロン茶をはじめとして、「血糖値を下げる」あるいは「脂肪の吸収を抑える」などといった効能を持つトクホ（特定保健用食品）に認定されたお茶も発売されています。特に六〇歳以上の人たちのあいだには、愛飲者が多いでしょう。こうしたお茶も、多くの場合、冷やして飲まれています。

お茶は、中医学（中国の伝統医学を整理・統合して作られた医学体系）では「清熱」といい、「熱を奪う性質がある」とされています。そして発酵の度合いによって、熱を奪う度合いが違います。そこでは、まったく発酵させていない緑茶は最も体を冷やす、とされています。

一方、紅茶は完全に発酵させて作ったお茶なので、体を温める作用があるとされています。脂肪を燃やすとして六〇歳以上の人たちに人気があるウーロン茶は、その中間くらいです。

本来、お茶というものは、茶葉を熱湯に浸して味を出し、香りを楽しむ飲みものです。そのため飲む際には、ホットで飲むか、せめて常温のものを飲むようにしたいものです。特に体を温める効果が低い緑茶が主流になっている日本では、留意したいことといえましょう。

ストレスで「心が冷える」

六〇歳前後の方々に多い「冷え」には、ストレスによる「心の冷え」もあります。過度の緊張から心の機能が低下して生じる「冷え」です。

人間の体内には、その調整システムとして、自律神経が張り巡らされています。そして緊張時に働く「交感神経」と、リラックス時に働く「副交感神経」が常にバランスを取り合い、内臓の働きや体温、あるいは睡眠の深さなどをコントロールしています。

しかし、強いストレスに晒《さら》されると交感神経系だけが活発に働き、アドレナリンやノルアドレナリンといった緊張時に働くホルモンが過剰に分泌されます。それは、ストレスという敵に立ち向かうためです。

すると当初は体温が上がりますが、徐々に血管は収縮し、血流が低下するため、次第に体温が低下します。

さらにアドレナリンやノルアドレナリンといったホルモンは、白血球のうちの「顆粒《かりゅう》球《きゅう》」を増加させます。この顆粒球の寿命は数時間から数日程度なのですが、これらが増えすぎると活性酸素が発生し、健康な細胞を傷つけてしまうことになります。

そして、これが繰り返されると全身の免疫力が低下し、体に不調が発生しやすくなります。ひいてはガン細胞の活性化にもつながってしまうのです。

いうまでもなく、現代の日本は、ストレス社会です。特に六〇歳前後の人たちは会社でも家庭でも社会でも重い責任を課され、将来への不安や、家庭や会社での人間関係によって、ストレスを感じがちです。常に過度な緊張を強《し》いられているのです。

その結果として末梢の血管が収縮し、すると血流は停滞して、手足の冷えや多くの健康上の不調をもたらすのです。

このように、特に六〇歳を超えた人たちには、「心の冷え」と「体の冷え」が連動して生じます。だからこそ、常に体を温める生活を心がけ、心もリラックスさせなければなりません。そこで本書で述べる「温活」が、心も体も温めてくれることでしょう。

メタボと「冷え」の深い関係

六〇歳以上の人たちの多くが気にしているものに、メタボリックシンドロームがあります。いわゆる「メタボ」。これと「冷え」との関係についても述べてみましょう。

私たちが食事で取り込む栄養素は、体内で消化・吸収され、ブドウ糖や脂肪の形に変化して、肝臓などに蓄えられます。心臓を動かしたり、体温や呼吸などの生理機能を一定に保ったり、内臓や神経が正常に働くように調整したりするためには、エネルギーが必要です。そのため、この体内に蓄えられたブドウ糖や脂肪を燃やしてエネルギーを作り出す。そして、不要物は廃棄処分にします。

この一連のシステムが「代謝」。そのバランスが保たれていれば、私たちの体も健康に保たれます。が、私たちの体の代謝メカニズムにおいては、楽な生活を送っていると自然に脂肪が蓄えられるようになっています、特に六〇歳以上の人たちの体では……いったい、どういうことなのでしょうか?

私たちが眠っているあいだも、心拍数や体温、あるいは呼吸数を一定に保つために使われる熱産生を、「基礎代謝」と呼んでいます。一日の生活で使うすべてのエネルギーのうち、約七〇パーセントが、この基礎代謝によって消費されています。

歳を取ると、この基礎代謝が低下します。そのため六〇歳以上の人たちが若いときと同じような生活を送っていたら、当然、体に脂肪が蓄えられてしまいます。基礎代謝は、二〇歳前後をピークにして、急速なカーブを描きながら低下していくからです。

そのため二〇歳のときと同じ量を食べ、同じ量の運動をしているとすれば、私たちは確実に太ります。人間の体は、歳を経るにしたがって、「省エネ体質」になっていくからです。

よって、六〇歳以上の人たちは、若い人たちよりも体が冷えないように心がけて、熱を産生し、体温を保つようにしなければなりません。

ただ逆にいうと、体を冷やさないために使うエネルギーは十分に体内に残っているということ。本書で述べていく生活習慣を身に付ければ、六〇歳を超えても体温を〇・五度上げることは簡単ですし、若いときよりも健康になる可能性すらあるのです。

筋肉を増やして「冷え」を遠ざける

さて、体温を〇・五度アップするためには、体内に蓄えたブドウ糖や脂肪を燃やして、熱を作り出さなければなりません。そのブドウ糖や脂肪を燃やすのが筋肉。基礎代謝の約四〇パーセントは、筋肉で行われています。そのため体に筋肉を付けることは、とても重要です。

たとえばベンチプレスやスクワットといった瞬発系の運動で鍛えられる上腕二頭筋《じょうわんにとうきん》や大腿四頭筋は、実は六〇歳を超えても発達するのです。

このような筋肉は、それ自体、血流が豊富な組織。その量が多ければ、ブドウ糖や脂肪をどんどん燃やして熱を産生し、体を温めてくれるのです。

一方、脂肪には血液がほとんど流れていません。それ自体が熱を産生することもありません。脂肪がたっぷりと付いたお腹を触ると冷たいのも、そのせいです。

ということは、筋肉が減って脂肪が増えるとき、人間の体は「冷え」に向かっていきます。六〇歳を超えたら、やはり適度な筋トレで筋肉を維持し、温かい血液が全身の血管を駆け巡るようにしなければなりません。

そうそう、最近はやりのサウナ……六〇歳以上の人たちが好んで行く場所かもしれません。しかし、サウナで体を温めるだけではダメなのです。筋肉を中心にして、体を内部から温めて、代謝を高めることこそが重要です。

「温活」で血液がサラサラに

ところで私の専門は腎臓病です。腎臓の老廃物排泄機能が完全に損なわれたときに行われるのが、血液を体外で循環させる「人工透析」。そして、腎臓病あるいは腎臓病以外の疾患で血液にある原因物質を浄化する方法として、「血漿《けっしょう》交換」「血液吸着」という治療法もあります。このように血液をいったん体から取り出し、そのなかから物質を除去して、再び体内に戻す治療法を「アフェレーシス」といいます。

血液吸着は、血液中の悪玉コレステロール、すなわちＬＤＬコレステロールが増える遺伝性の病気「家族性高コレステロール血症」の治療などに用いられます。このときＬＤＬコレステロールを吸着する作業を常温で行っていると、すぐに吸着筒が詰まってしまいます。

そのため一度、血液を体外に出して、四度ほど温度を上昇させる。すると血液がサラサラとよく流れるようになり、ＬＤＬコレステロールの除去率がアップすることが分かっています。

ということは、体中の血管が弱くなっている六〇歳以上の人たちこそ、「温活」が重要であることが分かるでしょう。つまり、体を温めて血液の温度を上げれば、全身にサラサラの血液が回るようになるのですから。そしてそれは、本書でお示しするように、決して難しいことではありません。

血液の約五五パーセントが血漿。そのほか、赤血球、白血球、血小板などの血球が残りの四五パーセントを占めます。この血球の膜は脂質で構成されていますから、バターやラードと同じように、温度が高ければ溶けるようにサラサラしますし、温度が低ければ粘度が高まってドロドロになるのです。

冷えた体のなかを流れる血液がドロドロになり、細い血管のなかを流れにくい様は、容易に想像することができるでしょう。血管が弱まっている六〇歳以上の人たちこそ、「温活」をしなければならないのです。

アメリカが導入した元禄時代以前の日本食

ところで、一九七七年に発表されたアメリカの「マクガバンレポート」をご存じでしょうか？「現代病は食源病である」と断じた初の国際的な報告です。正式には「アメリカにおける食事の目標（Dietary Goals for the United States）」で、肥満や生活習慣病による心臓疾患を減らすために脂質と砂糖を減らし、炭水化物の割合を増やして、野菜、果物、魚介類を積極的に摂る指針を示しています。

そして、そのなかで最も理想的な食事スタイルとして推奨されたのが、「元禄《げんろく》時代以前の日本人の食事」なのです。

しかし、なぜ「元禄時代以前」なのでしょうか？

元禄年間とは、一六八八〜一七〇四年のことですが、当時の庶民の食事では、玄米などの精白していない穀物を主食としていました。そして、旬の野菜、魚介類、海藻類をおかずにしていました。

ところが同じ江戸時代でも、一〇〇年ほど時代を下ればどうか？　食料の増産が実現し、その流通網も全国的に発達しました。すなわち人々の食生活も豊かになったのです。すると当然、懐が豊かになった人たちの食生活は乱れていき、美味しいものを暴食し、美酒を痛飲して、内臓に負担をかけるようになっていきました。

さて、この時代にも「体を冷やしてはいけない」という通念は存在したのでしょうか？　たとえば当時の医学者、貝原益軒《かいばらえきけん》は、「酒は季節を問わず、ぬる燗が良い」としています。そして、昨今の日本で人気のある冷酒は、「胃を冷やして胃潰瘍《いかいよう》などの原因になる」と戒《いまし》めています。

ということは、冷蔵庫などあるはずのない江戸時代でも、人々は食品や酒類の温度が体に及ぼす影響を知っていたことになります。なかなか昔の日本人は侮《あなど》れませんね。

ここで私が指摘したいのは、現代の日本に生きる六〇歳以上の人たちは、若者たちよりも、ずっと元禄時代以前に近い食事をしてきた、という点です。少なくとも私は、高校生になるまで、ハンバーガーという食べものを口に入れたことがありませんでした。そんな私の朝食のメニューといえば、白米に味噌汁、そしてタクアンやハクサイの糠漬《ぬかづ》け、さらに納豆といったものでした。

すなわち、日本の六〇歳以上の人たちが、体を冷やしてはいけないという哲学に裏打ちされた食事法、さらにアメリカ人たちが目標にしてきた食事法を実践するのは、若者たちよりも容易であるということ。この点から見ても、歳を取っても体温を〇・五度アップすることは実現可能だということが分かるでしょう。

薬による「冷え」に要注意！

ここで現代人の盲点を挙げましょう。すなわち、クーラーの効きすぎや過剰なストレスによって生じる「冷え」ではなく、「薬剤による冷え」のことです。

日本人、特に六〇歳以上の人たちには、薬が身近にあります。生活習慣病が発症したり、あるいは年齢を重ねたがゆえに生じる膝や腰の障害などを抱えているので、ある意味それは仕方がないことなのかもしれません。

しかし実は、私たちが意識せずに服用している薬には、体を冷やす作用があるものが少なくありません。たとえば痛み止め、具体的には解熱鎮痛薬《げねっちんつうやく》といわれるものはすべて、体を冷やします。

つまり、こうした薬は、痛みのもとになる生理活性脂質、プロスタグランディンを抑えるために使われますが、すると交感神経が優位になり、血管が収縮してしまうのです。ここには、常用している人が増加中の片頭痛の薬も含まれます。

また、喘息《ぜんそく》などアレルギー性疾患に処方されるステロイドの内服薬は、世にある薬のなかでも、最も体を冷やします。こうした薬を遠ざけるだけで、あなたの体温は自然に上がっていくでしょう。

また近年、特に中年男性に鬱《うつ》が増えています。鬱症状を改善する向精神薬には、副交感神経をブロックする作用があります。そのため当然、緊張をもたらす交感神経が優位となってしまいます。すると心の緊張は解けても消化器官などが働かなくなり、結果的に体を冷やしてしまうことがあるのです。

あるいは胸やけがするからといって、すぐに胃腸薬を飲んだりしていませんか？　そうして人は胃酸の分泌《ぶんぴつ》を抑えようとするのですが、しかし本来、長期間、胃酸を抑えてはいけないのです。なぜなら胃酸には強力な殺菌作用があり、私たちの体内で悪さをしそうな細菌を殺してくれるからです。

すなわち急性の症状に対して一時的に薬を服用するのは構いません。しかし、胃腸薬、頭痛薬、降圧薬、睡眠薬、そして湿布薬など、長期にわたって服用する薬には、注意が必要なのです。

六〇歳以上の人たちは、どうしても上記のような薬に頼っているケースが多いでしょう。しかし一度、ぜひ自分の「薬生活」を見直してみてください。

ここで、私の家の薬箱を覗《のぞ》いてみましょう。みなさんは、きっとびっくりすると思います。というのも、夫婦ともに医師を生業《なりわい》とする我が家の薬箱には、西洋薬はほとんどありません。家族それぞれの体質と、病気のときの症状に応じて、漢方薬を服用するようにしているからです。

こうした漢方薬は、自分自身が持っている自然治癒力を引き出してくれます。体に優しいので、六〇歳を超えた人たちには、ぜひ試してもらいたいと思います。すなわち、体温を下げずに病気を治していくことができるからです。

以下に、私がお勧めする漢方薬をご紹介しておきます。

①補中益気湯《ほちゅうえっきとう》：疲れやすい人の、虚弱体質、食欲不振、寝汗などを改善
②十全大補湯《じゅうぜんたいほとう》：全身が弱っている人の、貧血、皮膚の乾燥、食欲不振などを改善
③八味地黄丸《はちみじおうがん》：疲れやすい人の、頻尿、残尿感、排尿困難、腰痛、下肢痛などを改善
④桂枝茯苓丸《けいしぶくりょうがん》：頭痛、肩こり、のぼせ、下腹部痛、月経異常、更年期障害などを改善
⑤加味逍遙散《かみしょうようさん》：のぼせ、イライラ、不眠、虚弱体質、月経異常、更年期障害などを改善
⑥当帰芍薬散《とうきしゃくやくさん》：冷え、月経異常、更年期障害、自律神経失調症、腰痛などを改善
⑦葛根湯《かっこんとう》：発汗のない風邪の初期症状、鼻炎、頭痛、肩こり、手・肩の痛みなどを改善
⑧五苓散《ごれいさん》：浮腫《むく》み、頭痛、下痢、嘔吐などを改善
⑨半夏厚朴湯《はんげこうぼくとう》：不安、不眠、動悸、のどの異物感、咳などを改善
⑩黄連解毒湯《おうれんげどくとう》：胃炎、頭痛、皮膚炎、めまい、動悸、口内炎などを改善

ただし体を冷やすものもありますから、漢方薬をお使いになる際には、必ず専門医と相談してからにしてください。

第二章　日常生活で簡単に実現する「温活」リスト

体温より少し温かい白湯を朝一番に

プロローグでも書きましたが、「他称」二〇歳若く見える私の一日は、起床後の一杯の白湯を飲むことから始まります。二〇二三年の東京は、三〇度以上になった日が九〇日もあり、観測史上もっとも高温の夏となりました。そんなときでも、私が一日をスタートさせるルーティーンは変わりませんでした。

白湯をコップ一杯、起床後すぐに飲む――これによって低体温が改善し、冷え知らずの体ができあがります。ぜひ習慣にしてください。私は「毎食前」にも飲んでいます。

では白湯を飲むと、体内で何が起こっているのでしょうか？　まず胃や腸が温まり、腸管の働きが活発になります。こうして内臓が温まると、全身の血流が改善し、基礎代謝がアップします。すると体内での熱産生が促され、体全体が温まるのです。

朝一番で白湯を飲んで、しっかりと目覚めることができれば、消化・吸収が全開の状態で一日を始めることができます。

白湯は、熱々のものを冷ましながら飲むよりも、「体温より少し高い程度の心地よく飲める温度」が良いでしょう。一度、沸騰させてから、冷まして飲むようにします。ぜひ習慣化してください。

就寝前の白湯でリラックス効果も

私たちの内臓の温度、すなわち体の深い場所の温度は、三三～三八度です。一方、冷蔵庫のなかの温度は二～六度くらい。その温度差は三〇度ほどあります。

そのため、冷蔵庫から出した食べものや飲みものを口に入れるとすれば、胃腸との温度差が三〇度もあるので、体に負担がかかります。当然、消化作用にもエネルギーが必要となるため、その間、体内におけるその他の活動が手薄になり、結果的に免疫力も低下してしまうのです。

特に暑い季節は冷たいものを飲みたくなりますが、それを口に入れたときの快感は一瞬で終わり、一方、内臓には、長らくダメージが残ります。そのため、もともと血の巡りの悪い人、すなわち内臓が冷えている人が冷たいものを飲みすぎると、夏バテ状態に陥ってしまいます。

ですから、日常的に冷えを自覚している人や低体温の人は、夏でもなるべく温かいものを口に入れるように心がけて、しっかり体のなかから温めるようにしましょう。冷たいペットボトルの緑茶やウーロン茶をガブ飲みするのは、当然、控えるべきです。

先述した通り、朝に飲む白湯によって、胃や腸が元気に目覚め、その働きが活発になります。そしてこれは、便秘の改善にもまた効果的です。もちろん、体温アップと代謝アップにつながるのです。

一方、温かいものを飲むと副交感神経にスイッチが入るため、リラックス効果も期待できます。そのため就寝する前に、水分補給を兼ねて飲むのも良いでしょう。

生姜で美味しい「温活」を

さらに就寝前に飲むことをお勧めするのが、生姜湯《しょうがゆ》です。生姜は漢方に欠かせない生薬《しょうやく》で、温め食材の代表格。漢方薬の半分以上に使われています。

生姜には、二つの強力な温め成分が含まれています。その一つがジンゲロール。血管を広げて血流を良くする作用があり、体を温めます。もう一つはショウガオール。体内の脂肪や糖質の燃焼を促し、その結果、体温を上げる作用があります。さらに排尿を促し、余分な水分を排出して、浮腫《むく》みを解消してくれます。

この生姜湯の作り方を説明しましょう。まず生姜を擂《す》りおろし、カップに入れてお湯を注ぎます。これでもう完成ではあるのですが、お好みで梅干しを入れたり、ハチミツを入れたりしてもいいでしょう。

また、生姜入り紅茶もお勧めです。ティーバッグと一緒に薄切りにした生姜や擂りおろした生姜をカップに入れて、熱いお湯を注ぎます。ここにシナモンを足せば、さらに体を温めてくれます。

ただ、紅茶にはカフェインが含まれていますので、三食のあとや、午後のティータイムに摂るべきでしょう。就寝前だと寝つけなくなる人がいるかもしれませんので。

その代わりといっては変ですが、就寝前に飲むものの代替案として、生姜入り焼酎《しょうちゅう》があります。作り方は、やはり簡単。焼酎のお湯割りに生姜の擂りおろしを入れるだけです。もちろん、飲みすぎには注意してください。

特に体温が低下している六〇歳以上の人たちは、このように、様々な形で生姜を生活のなかに取り入れてください。美味しくて楽しい「温活」を実行することができますよ。

お茶の種類によって異なる「温活」効果

お茶を生活に取り入れるのも「温活」に効果的です。しかし、お茶には、様々な種類があります。どれが効果的なのでしょうか？

お茶は、その製造過程における発酵の度合いによって、体を温める作用が変わってきます。発酵度合いが高いお茶ほど体を温めてくれますし、血行も良くしてくれます。

そのなかで、最も体を温める作用があるのが、黒茶です。

この黒茶は、麹菌《こうじきん》によって発酵させたお茶であり、発酵の度合いが最も高い。有名なものとしては、プーアール茶があります。

その次に発酵の度合いが高いのが紅茶、そしてウーロン茶が続きます。一方、日本人に馴染《なじ》みの深い緑茶は発酵を経ないお茶なので、体を温める作用はそれほど高くありません。

ここで気を付けたいのは、先述の通り、お茶にはカフェインが含まれているということ。カフェインには交感神経を優位にする作用がありますので、興奮してしまい、入眠が難しくなることがあります。

そんななかで、麦茶やルイボス茶はカフェインを含んでいません。就寝前でも、何の心配もなく飲むことができます。常温か温めて飲んでください。

通勤時の上手なウォーキング法

冷えの一因としては、運動不足を挙げることもできます。そして、「運動不足→筋肉減少→基礎代謝低下＋血流減少＋脂肪増加→冷え」と続き、体の不調を招くのです。

そもそも静脈《じょうみゃく》やリンパ管は動脈ほど筋力が強くないため、血液を体の末端から心臓に戻すときには、脚の筋肉、特にふくらはぎの筋肉が活動し、血管へポンプ作用を与えなければなりません。

そのため努めて歩き、ふくらはぎのポンプ作用を働かせると、血液に加えてリンパ液もサラサラと流れていくようになります。すると、浮腫みの解消にもつながります。

ここで、あなたの日常生活を振り返ってみてください。自宅の目と鼻の先にあるコンビニに、自動車で行っていませんか？　駅で、自宅マンションで、エレベーターを使っていませんか？　運動のチャンスは、日常の、こんなところに潜んでいます。まず、それを見つけて、一日に一〇分は歩く、そうして慣れてきたら二〇分へと増やしていきましょう。

また通勤時にも運動ができます。たとえば駅ではエスカレーターを使わずに階段を利用する、あるいはオフィスでは三階分までは階段で移動する、これらを実行するだけで良いでしょう。

そして、休日に三〇分のウォーキングができれば理想的です。

お風呂の湯は四〇度以下が良い理由

四〇度以下のお風呂に入ると副交感神経が優位になり、血流が改善されて、体がゆっくりと芯から温まります。

私は三八～三九度のぬるめのお湯に三〇分くらい浸かっています。みなさんも、いくら忙しくとも、最低、一五分は湯船に入ってください。

お湯は三八～四〇度が最適で、ぬるいため、それほど汗は出ないのですが、湯船を出たあとのリラックス感は最高です。そのため自然と睡眠の準備が整います。

株式会社バスクリン（当時、株式会社ツムラ）の実験では、お風呂の湯が四二度の場合と四〇度の場合の体温の変化を比べてみました。そのデータによると、四二度の湯に浸かって約五分が経過すると、血圧が急激に上がっていきました。この血圧の上昇こそ、突然死につながる「ヒートショック現象」を誘発するのです。

なぜでしょうか？　四〇度を超える湯温だと交感神経が優位になるため、血管が収縮するからです。熱い湯に浸かったり、高温のサウナに入ったりした瞬間、なぜか寒気を感じるのは、そのためです。血管が収縮しているので、十分に血液が循環することもなく、体表に汗をかくものの体の深層部は温まらず、冷めるのが早いのです。

一方、ぬるい四〇度以下の湯の場合はどうでしょうか？　ゆっくり湯に浸かると体温も徐々に上昇するので、血圧が上がることもなく、逆に徐々に下がっていきます。加えて副交感神経の優位が高まっていきます。こうしてリラックス感を得ることができるのです。

また、ぬるい湯から出たあとは、体が温かい状態が長続きします。熱い湯に入った場合よりも、むしろ長く続くのです。

ということは、湯冷めしにくい。またクールダウンも不要なので、体が温かいうちに布《ふ》団《とん》に入ってしまうのが良いでしょう。

このような入浴を就寝の三〇分から一時間前に済ませれば、寝つきも良くなり、良質な睡眠を得ることができます。そのためにも、寝る時間から逆算してお風呂に入るべきでしょう。

そして就寝する際は、夏冬を問わず、パジャマの下には薄めの肌着を一枚着ると良いでしょう。汗を吸い取ってくれるため、保温効果や快眠が得られます。その上に着るパジャマは、ゆったりとした作りのものがお勧めです。寝返りを打ちやすいからです。

また、少し寒いと感じる場合は、湯たんぽや電気毛布を活用しましょう。ただし、電気毛布は温度が一定に保たれているため、自分の体温と相まって、就寝中に汗をかいてしまうことがあります。そうすると、それが逆に冷えの原因となってしまいます。

そこで電気毛布を使うときは、あらかじめ布団を温めておき、スイッチを切ってから就寝する、あるいはタイマーを使うなどして、工夫《くふう》を凝らすべきでしょう。その点、湯たんぽは自然と温度が下がっていくので、安心ですね。

入浴の質を高める方法

さて、この四〇度以下のお湯に浸かる際の留意点、入浴の質を高める方法には、どんなものがあるのでしょうか？

まず、冷えた体でいきなり湯に入るとのぼせてしまうので、最初に掛け湯をして、体を慣らしましょう。その後、湯船に入ったら、全身を十分に温めるため、心臓に問題のある方を除き、肩まで体を湯に浸すことが大切です。そうすればまた、水圧で全身に適度な刺激が加わり、リラックス効果が高まります。

また、着替えの際に室内をしっかりと暖めておくことも重要です。湯船から上がったあと、すぐに冷気に触れると、交感神経が刺激されてしまい、せっかくのリラックス感が失われてしまうからです。

次に入浴剤。これは炭酸系のものがいいでしょう。なぜでしょうか？　二酸化炭素の泡には、皮膚から吸収されて血管を広げ、血流を良くする働きがあるからです。

「湯船に浸かる」という行為は、日本特有の風習です。健康にも良い習慣なのですから、特に体温が低くなりがちの六〇歳以上の人たちは、毎日、実行すべきでしょう。しかも、気持ちいいですしね。

就寝時間のベストタイムは二二時

六〇歳以上の人たちの健康寿命を延ばし、脳を生き生きと働かせるための生活習慣としては、やはり睡眠が非常に重要になってきます。

体のスイッチのオン・オフを上手に操って血行を活発にし、体内リズムを整える、それが睡眠の役目です。しかし、このように重要な睡眠に関して悩みを抱えている人が数多く存在します。

OECD（経済協力開発機構）の二〇二一年版の調査では、日本人の睡眠時間が他国の人々と比べて明らかに短いことが判明しました。そんな日本人の平均睡眠時間は七時間二二分。OECD加盟国のうちで調査を行った三三ヵ国中、最下位でした。

さらに、厚生労働省が二〇二二年に調査したデータでは、日本人の約三割の睡眠時間が六時間以上七時間未満であり、このグループが最も多いということも判明しました。高齢者が八時間以上の長時間睡眠を取るのは好ましくないというデータもありますが、総じて日本人は睡眠不足であるといえます。

また、六〇歳以上になると、なかなか長く眠れないという人も多くなるのですが、その背景には、年齢的なことのほかに、メンタルの問題があります。

「熟睡感が得られない」「夜中に何度も起きてしまう」……こうした質の低い睡眠に悩む人は、多くの場合、就寝前に心配事や悩み事が頭を支配してしまい、交感神経のスイッチが入ってしまうのです。すると、なかなか寝つけなくなるし、深い眠りにもつけないのです。

加えて、コロナ禍を機に二〇二〇年初頭から爆発的に普及したリモートワークも、質の低い睡眠の原因と考えられています。自宅にこもって行うデスクワーク……脳は疲れるかもしれませんが、体を動かさないため、体と心の疲労にアンバランスが生じてしまうのでしょう。

こうした状況に加えて、現代社会では昼夜逆転の生活を送る人なども増え、体内リズムを乱す人たちが数多く見受けられます。こうした人では睡眠の質も低下し、心身の健康が損なわれていくでしょう。

すると昼間に集中力を発揮できず、仕事における生産性は大幅にダウンしてしまいます。また、感情を抑制する力も低下するため、人間関係を棄損してしまうケースもあるでしょう。

この心身のバランスを整えることが、健康を保つ秘訣です。そして、そのために最も効果的な睡眠のベストタイムがあります。それが、二二時から深夜二時のあいだの時間です。

これは漢方医学的な考え方、つまり陰陽論に基づくものですが、この時間帯に、人体では、細胞に必要な修復作業が行われています。そして、この時間帯はまた、疲労から回復し、病気や感染症に対する免疫が高められる時間でもあります。ですから特に六〇歳以上の人たちは、この時間帯には、なるべく寝ているようにしましょう。

そして、朝は屋外に出て太陽光をたっぷりと浴びる。すると日光によって睡眠ホルモンであるメラトニンの生成が抑制され、すっきりとした目覚めを得ることができます。同時に、メラトニンの原料となるセロトニンの合成・分泌《ぶんぴつ》が始まります。

また、太陽光を浴びると体内時計のリズムも整います。そのリズムが狂いやすい六〇歳以上の人たちは、特に朝は太陽光をたっぷりと浴びましょう。

このメラトニンは、朝に日光を浴びてから約一四～一五時間後に分泌が増加します。そのため、その日の目覚めの時間から計算して、布団に入るのもいいでしょう。その時間には、逆に覚醒《かくせい》ホルモンは減少しているので、ストンと入眠できるはずです。

自律神経を整える腹式呼吸

次は腹式呼吸を紹介しましょう。それには自律神経の話からスタートさせてください。

自律神経は、呼吸や体温の調節など生体活動を正常に保つために働く神経です。そのなかには、体を緊張させる交感神経とリラックスさせる副交感神経がありますが、呼吸については、息を吸うときは交感神経が、息を吐くときは副交感神経が関連しているとされます。

ここで、体が冷えているときは交感神経が優位な状態なのですが、息を吐くことに意識を集中すれば副交感神経が優位になり、「冷え」を改善することができます。

このときに役立つのが「腹式呼吸」。お腹を膨らませながら鼻からゆっくりと大きく息を吸い込み、鼻から、あるいは口から、大きく吐き出します。

ポイントは、吐くときにお腹を引っ込ませながら、吸うときの二倍の時間をかけること。お腹が膨らむのと引っ込むのを十分に意識してください。さらに、息をしっかり吐きることも大切です。

これを毎日、朝晩一〇回程度おこなうことを習慣にしてください。リラックス感を体験できるはずです。

家事をしながら筋肉を鍛える「温活」

さて六〇歳以上の人がジムに通うのは素晴らしいことですが、ちょっとベンチプレスで頑張りすぎて肉離れ、などということが起こりがちです。そこで本項では、日常生活や家事の最中に実践できる「ながらトレーニング」を紹介します。「ながら」ですが、意外と効果大ですよ。

たとえばキッチンで。立ったまま料理や洗いものをしながら、「踵《かかと》上げ下げ」をするのです。これは優れたふくらはぎのトレーニングになります。

二足歩行の人間の場合、どうしても脚に血液が溜まりがちです。その血液を心臓に送り返す働きを、ふくらはぎが担っているのです。

実際、「ふくらはぎは第二の心臓」などといわれます。その筋肉を鍛えると、下半身の血流が改善し、脚の静脈《じょうみゃく》を活性化させて心臓に血液を戻してくれるので、結果的に全身の血流が改善するのです。

やり方は簡単。キッチンでシンクに向かって、爪先《つまさき》立ちをする。そうして料理や皿洗いをしながら、踵の上げ下げをするのです。自分の体重を使うトレーニングなので、ふくらはぎの筋肉にも優しいトレーニングです。

また、意図的に雑巾《ぞうきん》を使って床掃除をするのも、これまたトレーニングとなります。雑巾がけは、実は、かなりの運動量になります。腕を左右に大きく動かすことを意識して、腕と背中の筋肉を刺激しましょう。この「腕の大振り運動」でも、筋肉を鍛えることができます。

現代人は、床掃除をするときにはモップなどで済ませがちですが、あえて雑巾がけを選ぶのです。そうして、もともと大きい背中の筋肉などが発達すれば、全体的に代謝も活発になり、体温が上がります。日常生活における「温活」の優良例といえましょう。

あるいは「洗濯物干しスクワット」もお勧めです。

これは、洗濯物を干す際、洗濯カゴから「取り出すときにしゃがむ」「干すときに立ち上がる」という動作を意識して行うものです。いわば、「ながらスクワット」とでもいえましょうか。

この際、しゃがむときには椅子に腰かけるように背中を伸ばし、それを意識したまま立ち上がるようにすると、下半身全体のトレーニングになります。私は、これを「洗濯物干しスクワット」と命名しています。

このように毎日の家事のなか、自分で新たなトレーニングを見つけていきましょう。すると、それが「温活」のモチベーションになり、楽しみながら実行できます。

「温活」のための服装の基本

さて、冷えから体を守るには、どのような服装をしたら良いのでしょうか？　それを季節やシーンに応じて具体的に説明します。

体を冷やさないための服装の基本は、「上半身は薄く、下半身は厚く」というもの。下半身は地面から近く心臓からは遠いため、冷えやすいからです。

下半身、特に太腿《ふともも》には、人体のなかでひときわ大きな筋肉が集中しています。その筋肉のなかには多くの血管が走っていますから、太腿を温めれば、全身の血行を改善することができます。そのため、まずは下半身を温めることに意識を集中してください。

たとえば足先を温めるには靴下が有効ですが、ただし何でも良いというわけではありません。締め付けすぎないというのが原則で、私は爪先が五本指タイプになったものを勧めています。このタイプは指を締め付けないので、血行を妨げません。

ほかにも、レッグウォーマーは着脱が簡単なので、室外での作業、あるいは移動時に便利でしょう。

そして、お腹は、季節を問わず冷やしたくない場所です。なぜなら、胃、腸、子宮《しきゅう》、肝臓、腎臓など、重要な臓器が集まっている部位だからです。

逆にお腹を温めると、内臓の動きが活発になるだけでなく、基礎代謝がアップします。すると、下痢、便秘、浮腫《むく》み、肌荒れ、生理痛などが改善されます。

そのお腹には、腹巻をお勧めします。素材は綿やシルクなど様々なものがあり、夏場にも使える薄手のタイプもあるので、季節に応じて使い分けてください。

外出時にはインナーに注意

外出する際の服装については、インナーに気を配りましょう。たとえば暑い時季でも、Tシャツ一枚だけで外に出るのはお勧めできません。冷房の効いた場所に行く可能性もあるので、シャツ一枚を持参するようにすべきでしょう。カーディガンなどでもOKです。

こうしたものを羽織《はお》るだけで、エアコンの風から肩や背中や腰を守ることができます。またショールなどを首元に巻いたり、膝に掛けたりすれば、やはり体を冷えから守ることができます。夏でも冬でも、こうした着脱しやすいものを持参すべきでしょう。

また冬なら、二の腕まである肌着とレギンスなどを併用すれば、効率的に体を温めることができます。何枚も重ね着するよりも、実はこのほうが温かいのです。

ここで注意したいのが、室内外の温度差。夏でも冬でも、この温度差によって発汗することがあります。そうした汗を放置しておくと、気化熱で体温が奪われ、皮膚の表面温度も低下します。当然、それが「冷え」につながる可能性もあります。そのため、常にハンカチを持参し、汗をかいたらすぐにケアするようにしましょう。

「オジさんくさい」という見栄は張らずに

二〇二三年の東京では、気温三〇度以上の日が九〇日もあり、観測史上最高温度の夏を経験しました。そんな日本で「エアコンをつけてはならない」などというのは、もう虐待《ぎゃくたい》です。

私も患者さんに対しては、「夜間はエアコンの設定温度を高めに調節して、ドライ機能をうまく利用してください」とアドバイスしています。もちろん「冷え」を遠ざけるためです。

その意味では、扇風機を併用することも必要で、経済的な面でも優れています。近年、タワー型のスマートな扇風機なども登場しており、インテリアという観点からも優れています。

熱帯化する日本……しかしビジネスマンの定番スタイルは、やはりスーツにネクタイです。そのためオフィスの過半数を占める男性のスーツ姿に合わせて、エアコンの温度が設定されています。

これはすなわち、長時間にわたりデスクワークを行う人たちにとっては、「冷え」を被る環境だといえましょう。

ここで、普段からワイシャツの下にランニングシャツやTシャツなどの下着を着る習慣をつければ、下着が皮膚とのあいだに空気の層を作り、かつ汗を吸いとってくれるので、「冷え」への対策となります。

「下着が透けるとオジさんくさい」などという理由から素肌の上にワイシャツを着ている六〇歳以上の男性は、特に冷えてしまいます。格好をつけるのは止《や》めて、ちゃんと下着を着けましょう。

最近は、薄くて保温性の高い繊維が開発され、手軽に保温下着が手に入ります。冬に営業で外回りをするときなどは着用してみてください。

ちなみに、もしそうした「オジさん」がパソコンやスマホを見すぎて目がしょぼしょぼしたら、就寝前に温かい蒸しタオルを瞼《まぶた》に当てて温めてみてください。「若者の目」をゲットしたように感じるはずです。

また、湯たんぽを用意して仕事中に太腿の上に載せておくと、全身を温める効果があります。ペットボトルにお湯を入れ、タオルで包んで使ってもいいでしょう。

タバコは体を冷やす「麻薬」

タバコも「冷え」の一因になっています。六〇歳以上の人たちは、現代の若者よりも、喫煙者の割合が多いのではないでしょうか。

そのタバコの煙には有害な化学物質が二〇〇種類以上も含まれていますが、その主成分のうちで最も有害な物質が、ニコチンです。

このニコチンが体内に入ると心拍数が増え、血管が収縮するため、血圧も上昇します。当然、血行が悪くなるので、たとえば消化液の分泌量が減少し、それが胃ガンや大腸ガンを誘発することになるかもしれません。

さらに、タバコの煙が含有する一酸化炭素は、血液中のヘモグロビンに対する阻害因子になります。すると酸素の運搬が妨害され、いくら全身に血液が送られても、酸素を含んだヘモグロビンが運ばれなくなります。これでは血行が悪いのと同じなので、当然、手足が冷えやすくなります。

喫煙者の男性が肺ガンによって死亡する危険度は、吸わない人の約四・五倍です。また、咽頭《いんとう》ガンについては約三・五倍。喫煙によって生じる全身の「冷え」が、ガンの発生を招いているのでしょう。

実際、ガン細胞は、低体温・低酸素状態で活性化します。六〇歳以上の人たちは、健康寿命を延ばしたいのならば、今日からすぐにタバコを止めるべきでしょう。

第三章　ガンを防ぐ「温活」のメカニズム

低体温を好むガン細胞を「温活」で殺す

前章の終わりに、「ガン細胞は、低体温・低酸素状態で活性化します」と書きました。ガンは、遺伝子の修復機能が老化して、異常な細胞の発生と増殖を抑えられなくなるために発症する病気です。六〇歳以上になると、老化によって誰でもこの修復機能に衰えが生じ、また免疫力も低下するので、ガン細胞が発生しやすくなります。

若い世代の人たちであっても、心身のストレスや過労を経験すると、交感神経が緊張し続け、体内に活性酸素が大量に発生し、健康な細胞を傷つけて、ガンが発生するのです。

昨今は「アンチエイジング」ブームですが、やはり人間には寿命《じゅみょう》があります。いつかは天に召されるのですが、それでも先述した健康寿命は、なるべく長くしたいものです。そのためには、日本人の最大の死因となっているガンを、なんとしてでも予防したい。ここで「冷え」を体から追い出すことこそが、ガン撲滅《ぼくめつ》の最善手となるのです。

働き盛りでストレスをたくさん抱えた人が陥《おちい》りやすい状態が、やはり体の「冷え」。慢性的に体が冷えた状態が続くと、体内の酵素の働きが低下してしまいます。先述したように、この酵素が活発に働く体温が、三六・五～三七・〇度なのです。

加えて低体温に陥ると、人間が本来そなえているはずの免疫システムがうまく機能しなくなり、発生したガン細胞の芽を摘むこともできなくなります。

私がガン患者さんの体を診察して分かったことは、ほぼ例外なく「冷え」を抱えていることです。酸素を使わない代謝を行うのがガン細胞。体が冷えると赤血球は酸素を手放しにくくなり、細胞に酸素が送られにくくなって、そこにガン細胞が増えるのです。「温活」で体を温めて、その結果、温かい血液が体内を循環するようになれば、低温を好むガン細胞は発生しなくなります。そう私は確信しているのです。

日本人が罹るガンのあれこれ

日本対がん協会によると、二〇二二年にガンで死亡した人の数は三八万五七九七人（男性二二万三二九一人、女性一六万二五〇六人）で、死亡総数の二四・六パーセントを占めていました。一九八一年から四二年連続で、死因のトップになっています。男性の場合、一位は肺ガン、女性の場合は大腸ガンと肺ガンでした。

かつて日本人には胃ガンが多く、一九六〇年代までは、男性のガン死亡者の約半分を占めていました。ところがその後、バリウム検査や内視鏡検査など胃ガン検診が充実し、胃ガンの前段階として発生する胃潰瘍《いかいよう》の原因、すなわちピロリ菌の除去も進みました。加えて食生活では塩分を控えるなどの運動が進み、胃ガンによる死亡者数は減少して、男性では二〇二二年にはガン死亡数全体の約一二パーセントを占めるのみとなっています。

一方、近年増えているガンが肺ガンです。このガンと喫煙の因果関係が深いのはいうまでもありません。タバコに含まれる発ガン物質が影響し、またニコチンなどが末梢《まっしょう》血管を収縮させて血流が悪くなることなどが重なり、ガン細胞が発生するのでしょう。

また肝臓ガンでは、日本人に多いC型肝炎に端を発するケースがあります。この病気を原因として肝硬変になり、それが肝臓ガンへと進行するケースが多いのです。

しかし最近は、肝臓に脂肪が蓄積して「フォアグラ状態」になった脂肪肝から非アルコール性脂肪肝炎に陥り、それが進んで肝臓ガンに至るケースが増加しています。

肝臓病というと、すぐにアルコールとの関係が想起されますが、非アルコール性脂肪肝炎は、お酒をまったく飲まない人でも罹《かか》ります。そう、六〇歳以上の人たちに多いメタボ状態が危険なのです。

血液を貯蔵し解毒《げどく》する「工場」たる肝臓、そこに冷たい脂肪が蓄積してしまうと血流が滞り、きれいな血液が流れなくなります。結果、肝臓に慢性の炎症を起こすようになってしまいます。

最後に大腸ガン。これには結腸ガンと直腸ガンとがあります。食生活の欧米化にともなって増えているガンの一つですが、「温活」で胃腸を冷やさないように努め、消化器官の血流を増やすように心がければ、大腸ガンも遠ざけることができます。

「温活」で活性化するスーパータンパク質とは

頭痛、肩こり、腰痛、膝痛、めまい、しびれ、消化不良などは、「冷え」が人の体に出現させる代表的な症状です。これらの症状以外にも「冷え」は様々な不調をもたらしますが、「温活」で体を温めて「冷え」を取り除けば、自ずと症状は解消していきます。

ところが、なかには気づかないうちに「冷え」が慢性化し、深刻な病気にまで進行してしまうケースがあります。特に六〇歳以上の男性は「冷え」の自覚を持っていない人が多いので、このパターンが散見されます。

日本人が恐れるガンも、その一つ。近年、ガンも、糖尿病、高血圧、動脈硬化などと並んで生活習慣病に分類されているくらいですが、ガン細胞を増殖させてしまう悪い生活習慣は、まさに「冷え」が生じる生活習慣と同じものです。

そのため、まず「温活」によって「冷え」を解消すべきでしょう。その理由は、細胞のなかにあります。

細胞は主にタンパク質からできています。この細胞が損傷すると、それを修復するタンパク質が生成されます。これが、「ヒート・ショック・プロテイン」いわゆる「ＨＳＰ」です。

「ヒート・ショック」とは「熱による刺激」という意味です。その名の通り、ＨＳＰが最も活発に生成されるのは高温のもと、体温よりも二度くらい高い環境下で盛んに生成されます。

ということは、「温活」はＨＳＰを活発に生成させることになります。

このＨＳＰは、とても気の利《き》くタンパク質で、自分が生成された原因となる細胞のダメージだけでなく、既に存在していた細胞内の不良箇所を見つけると、これも修復してくれるのです。そう、まさに「スーパータンパク質」なのです。

加えてＨＳＰは、損傷が激しすぎて修復不可能な細胞に関しては、それを死に導いてくれます。これを「アポトーシス」といいますが、変性した細胞を残しておくと、ガンなどの原因になってしまうからです。

ここでも一つ、「温活」がガンを遠ざけるメカニズムが明らかになったといえましょう。

また体を温める意味は、ガンを防ぐといった免疫力の増強だけにとどまりません。「痛い」「硬い」「動かない」などの体の悩みがある人は、その部分を温めるだけで、症状の改善につながります。いわば対症療法とでもいえましょうか。

たとえば「関節が痛い」という場合は、その部位を温める。するとＨＳＰが痛みの原因となる関節内の異常な細胞を見つけ出し、修復してくれるのです。

日本には古くから「温める」という治療法がありました。温泉療養などは、その最たる例といえましょう。

温泉には病気治療に効果を発揮する様々なミネラル成分が含まれています。しかし温泉療法が人体に及ぼす好影響のメカニズムは、これまで判明していませんでした。ところがＨＳＰの発見によって、温泉の成分だけではなく、実は温めること自体に大きな意味があることが分かったのです。

現在では、入浴して患部を温める治療法やリハビリ法が研究され、劇的な効果を上げています。そして、本章の主題となっているガンの治療にも用いられているのです。

実際、末期ガンと診断され、手術も難しいとされた患者さんが、体を温めてガンの進行を遅らせて、最終的に手術可能な状態にまで移行することができたというケースもあります。同様に体力を回復したという事例は、いくつも報告されています。

ガン細胞が好む低体温と低酸素

ガンについては、また別の視点からも「温活」の効果を説明することができます。

人間の体が熱を生み出す仕組み、すなわち代謝については既に述べましたが、一言でいうと、「細胞内で高エネルギー化合物であるアデノシン三リン酸を産生して、エネルギー、すなわち熱を作り出す」ことです。

また代謝には、いくつかの回路があります。そのなかでも効率が良いのが「酸化的リン酸化」という回路で、酸素を使ってエネルギーを作るものです。これを「好気性代謝」とも呼びます。

一方、酸素を使わない「嫌気性代謝」もあります。これは「好気性代謝」に比べるとかなり効率が悪いもの。しかし、それを行っている主体こそがガン細胞なのです。

ゆえに、ガン細胞は酸素が供給されることを嫌います。逆に、人間の体が冷えて血液の温度が下がった状態を好みます。赤血球が酸素を手放しにくくなり、細胞に酸素が送られにくくなるからです。

つまり人体の「冷え」は、ガン細胞にとっては「パラダイス」なのです。その状態が続くと、ガン細胞はどんどん増殖していくことでしょう。

ここで「温活」によって体を温めると、赤血球は酸素を手放しやすくなり、血行も改善します。当然、ガン細胞に送り込まれる酸素の量も増加します。その結果、「好気性代謝」が活発になり、ガン細胞の活動は抑制されるようになるのです。

「温活」でガンが消滅した人の目撃例

私の診療室に来られるガン患者さんのなかには、実際に「温活」でガンが消えたというケースもあります。ただ、「温活」と「ガン消滅」の関係を完全に証明するのは困難なことなのです。

というのも、ガン患者さんの多くは、既にいくつかの医療機関で手術や治療を経験しています。それでも完治しない、あるいは再発してしまうという人が、西洋医学に限界を感じ、統合医療を行う私の診療室にやって来るのです。特に六〇歳以上の男性に、そのような例が多いといえましょう。

つまり、来訪される患者さんたちの多くは、西洋医学による治療、すなわち放射線治療や抗ガン剤投与、あるいは手術など、様々な治療のなかに「温活」を取り入れた、ということになるのです。そのため「温活だけでガンが治りました」とは、責任のある医師は口にできません。

しかし、「温活」を始めてからガンが消えた人を、私が数多く目撃しているのも事実です。西洋医学の医師に「もう治らない」といわれた末期ガンが、患者さんの体から消えてしまった事例も複数あります。

そうした私の患者さんの多くは、それまで「温活」など頭のなかになかった人たちです。冷たいビールを平気で飲み、お風呂には入らずにシャワーで済ませ、まったく運動などしない、といった人たち。そんな患者さんたちには、最初の診察時に「温活」のメカニズムを説明します。すると、みなさん呆気《あっけ》に取られたような顔をされます……。

しかし、ほとんどの患者さんは、ぴたりと冷たいものを飲まないようになります。お風呂にも入るようになります。そうして通勤時などを利用して、少しずつ運動を始めるようになるのです。

こうした対策を採り始めた人たちのガン再発率のデータを、論文に発表するような厳密な形で取ったことはありません。しかし私の経験知からいえば、再発率はとても低いと感じています。

「温活」と「ガン発生」のメカニズムを考えれば、当然そうなるはずです。「冷え」が原因になって生じたガンであれば、「温活」で再発リスクが低くなるのも自明のことです。

第四章　高血圧・糖尿病・脂質異常・認知症なんかも怖くない！

冷える要因を抱えるのは男性

前章では日本人の死因ナンバーワンである「ガン」の発生メカニズムと「温活」の効果を関連づけて解説しました。

ガンもそうですが、現代人の「冷え」は、主に生活習慣に起因すると考えられます。そうした生活習慣病のうち、日本人の多くが悩んでいるもの、すなわち「高血圧」「糖尿病」「脂質異常」、あるいは「認知症」などと「温活」との関係を、この章では述べていきたいと思います。

さて、「冷え」には男女差があるのでしょうか？　熱を生む筋肉が少なく脂肪の多い女性のほうが「冷え」に陥《おちい》りやすい、とはいえます。

しかし一方では、運動不足や職場におけるストレスを感じている人の割合は、男性のほうが多いのではないでしょうか。また、喫煙や暴飲暴食などといった体に悪い習慣も、男性のほうに多いだろうと思います。

ということは、特に六〇歳以上の男性は、冷える要因をたくさん抱えていることになります。ところが仕事が忙しいと、多少の不調を感じていても何のケアをすることもなく、頑張り続けてしまうのが男性です。

そうこうしているうちに、重篤《じゅうとく》な病気が発症してしまいます。そうなると、もう仕事どころではなくなります。仕事と病気の順位が逆転し、初めて病院に行こうとするのです。

これは、実際に私の診療室に来られる多くの患者さんたちを見ていて感じることでもあります。男性の患者さんは、「なんとなく不調だから、あらかじめ医師に診ておいてもらおう」などとは考えないようです。

診療室に病気の予防目的で来られる男性は、ほとんどいません。明らかな自覚症状が出て初めて病院を訪れ、検査をしてみると既に何らかの病気を発症していた、というケースがほとんどです。

そのため男性も、ちょっとした不調にも留意して、「冷え」への対策を採ってください。すべての病気は予防が基本なのですから。

一方、女性の場合は月経があるので、一ヵ月に一度は体の変化を意識します。そのせいか、普段から自分の体調には敏感で、常に体調不良に対するアンテナを張っています。結果、重篤な病気になる前に来院する人が男性よりも多いのでしょう。

高血圧の人が行うべき「温活」

最初は高血圧について触れましょう。まず高血圧の予防・改善には、「塩分を控える」食事療法と、「冷え」を遠ざけることが必要となります。

塩分を過剰に摂取すると、それを薄めるために、体内の水分が血液中に入ってきます。すると血管を流れる血液の量が増えて、血管を内側から押す力、すなわち血圧が高まります。

また、人間の体は「冷え」を感じると、熱を逃がさないよう、毛細血管を収縮させます。こうして血管が狭くなることによっても、同様に血圧が上昇します。そして血管が狭くなると、血圧調整機能も低下してしまいます。

こうなると、人体は、血圧を下げようとする物質を分泌します。ところが「冷え」は、その働きをも阻害してしまうのです。

このような高血圧の予防・改善のためには、筋肉量の多い「太腿《ふともも》」や「二の腕」、体表近くに動脈が通っている「手首」と「足首」、体の機能維持に不可欠な臓器が集中する「お臍《へそ》の上とその周り」、さらには副交感神経を優位にして血管を広げてくれる「お尻の中央＝仙骨部分」を温めましょう。

するとと全身の血流が改善して、しかも血圧が安定します。

糖尿病の人が行うべき「温活」

六〇歳以上の人たちの多くが悩むのが糖尿病。この症状を改善するには、「食生活の見直し」「適度な運動」「冷えの解消」が重要です。

糖尿病は、血液中の糖の量、すなわち血糖が過剰な状態が続く病気。そして、この多すぎる糖が血管や神経を傷つけます。そうして免疫力まで低下させ、様々な合併症を引き起こすのです。

まず食生活を見直し、エネルギー量の多い食品を減らしましょう。そして定期的に運動して消費エネルギーを増やし、血糖を消費しましょう。「体を温める運動法」は第五章で解説します。

当然ですが、「冷え」を予防することも重要です。体の「冷え」は、交感神経を優位にして血糖値を上昇させ、さらに血糖を調整するホルモン「インスリン」を分泌する膵臓《すいぞう》の働きを低下させてしまうからです。

そして、糖尿病の予防・改善のために温める場所は、膵臓などの臓器が集中する「お腹」、大きな筋肉がある「太腿」、副交感神経を優位にして血管を広げてくれる「お尻の中央」です。

膵臓などの臓器が集中するお腹は、特に冷やさないように心がけてください。

脂質異常の人が行うべき「温活」

脂質異常とは、身体活動のエネルギーとなる脂肪「中性脂肪」とホルモン、そして細胞膜や神経細胞の材料になる脂質「コレステロール」のバランスが崩れた状態のことを指します。

放置すると体全体に悪影響を及ぼして、狭心症や心筋梗塞《しんきんこうそく》、あるいは脳梗塞や脳出血が生じる危険度を高めます。まずは脂質や糖質の多い食事を見直し、定期的な運動で過剰な体脂肪を燃焼させましょう。

そして「温活」で体を温め、全身の血流を改善します。体内の脂肪は冷えると固まってし血流を悪化させるので、血管が詰まりやすくなります。すると、さらに体温が低下してしまいます。体を温めて、脂肪が固まるのを防ぎましょう。

脂質異常の予防・改善のためには、大きな血管が近くを通る「首のうしろ側」、臓器が集中する「お腹」、さらに副交感神経を優位にして血管を広げる「お尻の中央」を温めましょう。

さらにもう一点、血中脂質について述べておきましょう。

特に六〇歳以上の人は、「コレステロール」と聞くと、ドキリとする人が多いのではないでしょうか。血液中の脂質としては、このコレステロールを筆頭に、中性脂肪、リン脂質、遊離脂肪酸を挙げることができます。

これら脂質が、血液の温度が低くなると固まりやすくなるのです。つまり血管壁に付着しやすくなる。すると、さらに血液の通り道が細くなり、血行が悪くなります。こうして動脈硬化や心筋梗塞のリスクも高まるのです。

ここまで述べてきた通り、「冷え」は血行を悪くし、代謝を鈍らせます。そうして、さらに体温を下げ、「負のスパイラル」を作り上げます。なかなか低体温から抜け出せないのは、このスパイラルのせいなのです。

ここで体の「冷え」がどれほど深刻な事態であり、かつ危機的な状況であるのか理解できたと思います。ところが西洋医学では、この「冷え」を治療の対象としてはいません。

「冷え」そのものは病気ではない、という考えだからです。この点については、第八章で解説したいと思います。

認知症を予防する「温活」

認知症の予防には、脳の血流を増やし、その状態を維持することが大切です。血流に載せて脳内に酸素と栄養を十分に届け、老廃物をきちんと排出する。そうして脳内のゴミ掃除をするのです。

そのためには、日常的に適度な運動をすることが重要。「血流を十分に保つために一日おきにウォーキングを行うと認知症のリスクが下がる」という厚生労働省による報告（「認知症予防・支援マニュアル」）もあります。

加えて、脳へ流れる血液が通る「首」を冷やさないようにしましょう。脳に届く血流をキープするためです。

たとえばタオルやマフラーなどで首を覆い、その上から、カイロをその部分に貼ってください。

眼精疲労と老眼を改善する「温活」

個人差はありますが、通常は四〇代に入ったころから、人は近くのものが見えにくくなります。これが老眼ですが、特に六〇歳以上の人たちのなかには、長時間にわたってパソコンを操作したり、あるいは細かい文字で書かれた書類に眼を通したりすると、眼精疲労から来る頭痛や肩こりを経験する人も少なくありません。

これは、視点を合わせるために眼の筋肉が活動し、その筋肉が疲労することによって血行不良に陥ってしまうからなのです。

このように眼が疲れているときも、冷やすより温めたほうが効果的です。眼を冷やしてみると、一瞬、気持ちがいいように感じます。しかしその裏では、さらなる血流の低下を来《きた》しています。

逆に、温かいおしぼりや、ホットドリンク用のペットボトルなどを眼の上に載せて、しばらく休憩してみてください。四〇度くらいの温度が最適でしょう。じんわりと温まり、眼の疲れが取れていくのを体感できます。

また、空気が乾燥したオフィスで仕事をしていると、当然、眼も乾燥します。これがいわゆる「ドライアイ」の状態。最近は、蒸気温熱タイプのアイマスクも市販されていますので、ぜひ試してみてください。

睡眠障害を改善する「温活」

現代人のなかには、「布団に入ってもなかなか寝つけない」「夜中に目が覚めてしまう」などという悩みを抱える人が増えています。

こうした悩みを解消し、質の良い睡眠を取るためには、活動中に働く交感神経と、就寝中に働く副交感神経の切り替えを、上手にコントロールすることが必要です。

ところが現代はストレス社会。たとえば深夜まで残業して帰宅しても、なかなか副交感神経が優位になってはくれません。緊張状態が長時間にわたって続いてきたため、交感神経が興奮し続けてしまうからです。

そのため就寝しようとして布団に入っても、自律神経のスイッチが切り替わってくれず、なかなか寝つけない……。

こうして交感神経が優位なままでは、末梢《まっしょう》の血管が収縮して血流が滞り、結果、手足も冷たくなってしまいます。すると手足の温かさを感じられなくなってしまうのですが、これも睡眠障害の原因になります。

毎晩、日付が変わる前に布団に入るように習慣づけることができればベストです。しかし仕事の都合上、なかなかそれを実現できない人も多いことでしょう。

そうした人が深夜に帰宅した場合は、シャワーで済ませるのではなく、湯温が三八～四〇度のぬるめの湯を張って、最低でも一五分、湯船に浸かりましょう。こうして体を温めてから布団に入る。これだけでも、かなり寝つきが良くなるはずです。

鬱に悩む人のための「温活」

六〇歳以上の、特に男性に、鬱《うつ》病が増えています。

こうした鬱状態に陥ると、何もする気が起きません。朝も布団から出ることができない。そうして、さらに悪化すると、自殺まで考えるようになります。他人から見ると病気のようには見えませんが、本人にとっては非常に辛《つら》い病気です。

二〇〇八年に、ファイザー株式会社が行った一二歳以上の一般生活者四〇〇〇人を対象とするインターネット調査によると、約八人に一人が鬱病あるいは鬱状態の可能性があることが分かりました。

しかも、そうした状況下にあるにもかかわらず、このなかで医療機関を受診した人は、わずか二四パーセントしかいないことも判明しました。それどころか、ほとんどの人は誰にも相談していませんでした。周囲の人に自分が鬱病であることを知られたくない、ということがあるのかもしれません。しかも、せっかく受診した人でも、その約四分の一が治療を中断してしまったことも判明しました。

いまでは鬱病の治療薬の研究・開発が進んでいるので、症状が改善する薬が何種類も登場しています。また、精神科や心療内科を受診することも恥ずかしいことなどではありません。

たった一人で悩んだりせず、気楽に受診していただきたいものです。

ここで、人が持って生まれた性格や資質も鬱病の発症に影響しているとは思いますが、私には、現代のストレス社会の歪《ゆが》みと体の「冷え」も原因になっているように感じます。

そもそもストレスがかかると交感神経が緊張し、脳を活性化させるための神経伝達物質であるドーパミンやアドレナリンが分泌されます。ところが、あまりに緊張状態が続いて限界点を上回ると、突然、自律神経システムのスイッチが切り替わってしまうことがあるのです。

この限界を超えた瞬間、副交感神経のほうが優位になり、今度はそれが元に戻らなくなってしまいます。すると、やる気や元気を生んでくれるドーパミンやアドレナリンが分泌されなくなり、何もする気にならない状態に陥る……そうして最後には、死にたいとまで思うような状態になってしまうのです。

そんな鬱は「心の冷え」と捉え、医療機関を訪れる前に、まずは「温活」で体を温めてみましょう。温かいものを飲んで、ぬるめのお風呂に入る。そして、靴下や腹巻などで体を温める。すると血液の循環が良くなり、心と体の緊張がほぐれます。そうした結果、ぐっすり眠れるようにもなるのです。

確かに薬やカウンセリングも鬱には有効です。しかし、根底から鬱を治すのは、自分自身の力によってです。体を冷やすような生活を続けていれば、いかなる名医でも、最新の治療薬でも、完治させることはできません。

鬱は複雑な要因が絡み合って発症する病気ですが、まずは規則正しい生活を送り、良質な睡眠と食事を摂れば、体を温めるだけで、多くの場合、ずっと気分が楽になります。

また、体温を高めると酵素の活動が活発になることは説明しましたが、脳内でも神経伝達物質のセロトニンが生成され、脳の働きが正常になります。そうした結果、鬱も解消されていくのです。

そう、「温活」は心にも効くということです。

男性にもある更年期障害には「温活」を

実は男性にも更年期障害があることをご存じですか？　六〇歳以上の人たちなら、「なるほど、あの症状が更年期障害なのか」と、本項の読後に感じるかもしれません。

更年期障害は女性特有のものではありません。男性も、四〇代に入るころに男性ホルモンの分泌量が減少し始めるため、そのあと様々な体の不調が現れます。近年、男性更年期医学も、盛んに研究されるようになりました。

女性には閉経という区切りがあり、それを境に女性ホルモンも急激に減少していきます。これに対して男性の場合、男性ホルモンの減少カーブが極めて緩やかで、更年期障害が続く期間が長い。だいたい四〇歳ごろから始まり、六〇歳前後まで続くのが特徴です。

男性更年期の諸症状は、体がだるい、不眠状態が続く、鬱っぽくなる、イライラと気が立つ、などというものです。

加えて、「冷えのぼせ」もその一つとして挙げることができます。この症状は、手足が冷たいのに頭だけが熱い、というもの。異常に汗をかいたり、血圧が急上昇したりするケースがあります。

しかし、そのような場合、熱い頭を冷やすのではなく、まず下半身を温めることが重要です。ですから、本書で推奨している三八～四〇度の湯に浸かるのも有効でしょう。

加えて、たとえばシナモンを薬代わりに使う。シナモンは温め効果のある代表的なスパイスですが、漢方では「桂皮《けいひ》」と呼ばれ、生薬《しょうやく》として使われています。

シナモンには温め効果のみならず、血管を強くする「Ｔｉｅ２」という酵素を活性化させる作用もあります。シナモン入りの紅茶などを飲んで、体を温めると良いでしょう。

アレルギーを遠ざける「温活」

近年、花粉症、アトピー性皮膚炎、喘息《ぜんそく》などのアレルギー性疾患が増えています。それらが成人や子どもを問わず、現代人を悩ませています。

特に顕著なのは春先のスギ花粉症です。また、秋の季節の変わり目に発症するブタクサやヨモギによる花粉症では、鼻炎や結膜炎が発症し、悪化すると集中力を失うほどの状態に陥ります。

現代人のあいだで、かくもアレルギー性疾患が増加している背景には、胃腸の「冷え」があります。日本中に普及した冷蔵庫やコンビニには、一年中、冷たい飲みものや食べものが置かれています。これらを大量に消費するからこそ、現代人の腸は冷やされてしまうのです。

こうして胃腸が冷えきってしまうと、飲食物を十分に消化しきれなくなってしまいます。すると分解が不十分なままのタンパク質が、間違って血中に取り込まれることがあります。このとき体は、それを異物と見なし、抗原抗体反応を起こす。その結果、食物のみならず他の抗原に対しても過敏な状況が生まれます。

これこそが、花粉症やアトピー性皮膚炎などが発症するメカニズムの一つなのです。ということは、ここまで書いてきた「温活」を日常生活に取り入れれば症状が改善する、といえましょう。

「薄毛」「加齢臭」「ED」も退治

さらに、男性が特に気にする三つの症状も、その原因は「冷え」かもしれません。「薄毛」「加齢臭」「ＥＤ（勃起《ぼっき》不全）」の三つです。

まず薄毛の原因としては、頭皮の血行不良が挙げられます。毛根は頭皮の下に流れる血管から酸素や栄養を吸い上げて髪を維持していますが、頭皮は手先や足先と同様に体の末端部分を構成しているので、血流が低下すると冷えて、毛根に栄養を送れなくなります。するると毛根が十分な栄養を吸い取ることができず、抜け毛が増えたり、発毛が遅れたりします。冬の寒い時季になると抜け毛が増える、というような人は、その原因は「冷え」にあるのかもしれません。

特に六〇歳以上の人たちにとって、「髪が細くなった」「抜け毛が増えた」「生え際《はえぎわ》が後退した」などという頭髪の問題は切実なものです。

髪が生えると、平均四年の成長期を経て、数週間の退行期ののちに抜け落ちます。若者の体から自然な形で脱毛する頭髪は一日に五〇～八〇本程度ですが、加齢にともなって、その数は増加します。そして五〇～六〇歳では、一日に一五〇本程度抜けるようになります。

このような髪の「運命」には、頭皮の健康状態が大きく関わっています。健やかな髪のためには、次のような「温活」を行ってください。

①温水シャワーで頭皮を温める②タオルのホットパックで頭皮を温める③シャンプー時

に頭皮のマッサージをする……頭皮の血行が良くなるうえに、リラックス効果もあります。

また、発毛サロンなどで行う施術も頭皮の血行を改善するためのものです。マッサージから始まって頭皮を柔らかくし、そのあとに温めて血流を促したりします。

次に加齢臭。これもまた、「冷え」を原因とする症状です。

加齢臭の原因であるノネナールという物質は、皮脂腺のなかにあるパルミトレイン酸という脂肪酸と過酸化脂質が結び付いてできるもの。また過酸化脂質は、活性酸素によって酸化された脂質です。

そして、この活性酸素を不活化するのも酵素。体が冷えるとこの酵素の働きが鈍くなり、結果として加齢臭が発生してしまうわけです。

そして最後にＥＤ。その原因にも、「冷え」を挙げることができます。

二〇一八年発行の『ＥＤ診療ガイドライン 第3版』によれば、四〇歳台で二～一五パーセント、六〇歳台で二〇～四〇パーセント、七〇歳以上で五〇～一〇〇パーセントが、中程度のＥＤ（ときどき性交できない）か、完全なＥＤ（常に性交できない）に陥っているとのことです。

このＥＤの程度も、やはり血流に関係しています。すなわち十分な血液がペニスに流入していないことが直接の原因ですから、体の「冷え」で血流が悪くなっている人は、ＥＤになりやすいといえるでしょう。

なお、ＥＤは主に心理的な要因によって発症すると捉えられがちですが、実際は上記のように体の「冷え」が関係していたり、また糖尿病、高血圧、脂質異常、心臓疾患などの生活習慣病が原因となることもあります。

いずれにせよ、体の「冷え」はストレスとも深く関係しているので、心身両面から、ＥＤの治療として「温活」を取り入れるべきでしょう。

また血流が低下しているという意味では、ＥＤは、メタボリックシンドロームと同じように動脈硬化の危険信号だということもできます。

前立腺肥大を防ぐ「温活」

さて、特に六〇歳以上の男性は、夜中のトイレの回数が増えた、排尿の際に尿の出が悪い、残尿感がある、などという症状に直面していませんか？　その原因は、前立腺肥大《ぜんりつせん》にあるかもしれません。

前立腺肥大は老化現象の一つです。前立腺の内腺の組織が厚くなり、尿道を圧迫するようになるので、当然、尿の出も悪くなります。この病気は加齢とともに増加し、六〇歳以上の男性の約半分に見られます。

こうして前立腺が肥大していくと、膀胱《ぼうこう》を刺激するため、頻尿気味《ひんにょうぎみ》にもなります。特に冬場は寒さによる刺激が膀胱の筋肉を収縮させて、膀胱容量を小さくしてしまったり、尿意を起こす神経を興奮させたりします。

そこで、寒さから体を守る「温活」を実践しましょう。寒いという刺激が体に及ぼされても、それを受け流して体の反応を緩和することができます。

いずれにせよ、食生活の欧米化にともなって、日本では前立腺ガンの罹患率《りかんりつ》も上昇しています。そのため頻尿を自覚したら、前立腺肥大の検査とともに、ぜひ前立腺ガンのチェックも受けてみてください。

第五章　六〇歳以上の体を温める運動法

熱を産生する筋肉が「冷え」退治

六〇歳以上の人たちにとって、慢性的な運動不足は、若者たち以上に「冷え」につながります。特に六〇歳以上の人たちは、適度な運動を行って、筋肉を維持しなければなりません。それはなぜでしょうか？

筋肉は、人体のなかで最も効率的に熱を作り出している部位です。一方、脂肪は、ほとんど熱を産生しません。つまり筋肉が減ると、熱を産生しにくい体質になってしまうのです。

逆に筋肉が多い人の場合はどうでしょうか？　熱を作り出しやすくなり、「冷え」を遠ざけることができます。当然、脂肪が燃える体になりますので、メタボになることもありません。

実際、極限まで筋肉を鍛え上げたボディビルダーは体温が高く、平熱が三七度以上は当たり前のようです。

ただ、一般の六〇歳以上の人たちは、何もムキムキなボディになる必要などありません。適切な筋肉量さえ維持すればいいのです。

現代社会に生きる私たちは、どうしても運動不足に陥りがちです。それはそうでしょう。交通網は発達し、移動のために長時間歩くということもなくなりました。商業施設や公共施設、あるいは駅などには、バリアフリーを目指すという意味もあり、エスカレーターやエレベーターが常設されています。

つまり普通に生活していれば、必ず運動不足に陥ってしまうということなのです。

六〇歳以上の人に適切な運動とは

では、六〇歳以上の人たちにとって適切な運動とは、どのようなものでしょうか？　キーワードは、「少しだけ自分を虐《いじ》める」です。

たとえば運動やエクササイズが必要だからといって、何もジムに通ったりする必要はありません。あなたの日常生活を、ちょっとだけ工夫すれば良いのです。

私は「階段は天然の無料ジムだ」と公言しています。駅ではなるべく階段を使うようにして、またオフィスビルなら三階分までは階段を使う。こうすれば、自分の体重と高低差を活用して、日常生活のなかに「トレーニング」を取り入れることができるのです。

六〇歳以上の人たちも、目の前にエスカレーターと階段があったら、迷わずに階段を選びましょう。

階段を上るだけではなく、歩くこともまた、立派な運動です。そうして歩くときには、「大股で早足」を意識してください。速度は普段の歩行の五割増しが目標です。このとき太腿の筋肉が刺激されるのですが、同時に背筋がピンと伸びて、姿勢も良くなります。

また歩くだけではなく、座っている時間を少なくすることも意識してください。

オーストラリアにあるシドニー大学のBauman氏らの研究によると、日本人の平日の座位時間は四二〇分、すなわち七時間だということです。

これは調査対象の二〇ヵ国中のトップ。全体の平均値、一日三〇〇分、五時間よりも、二時間も長い数値でした。調査対象国の一つポルトガルでは、一日に一五〇分しか座っていません。つまり、日本人は座りすぎなのです。

座りすぎは、すなわち運動不足を意味します。すると、メタボや糖尿病を招くだけでなく、高血圧や心筋梗塞《しんきんこうそく》などの病気も誘発します。当然、死亡リスクも高まります。

そのためか、最近では外資系企業などでは、スタンディングデスクの導入が見受けられます。しかし、それもまだ少数派。仕事中は座っているとしても、せめて通勤電車のなかでは座席を求めず、立ったままで移動しましょう。

六〇歳以上の人が電車の席を求めてダッシュする光景を目にしますが、健康のことを考えたら、座るのは止《や》めましょう。そもそもみっともないですし、太腿の肉離れを起こすかもしれませんので。

血流のアップも生活習慣病の阻止も筋肉から

人間の筋肉は、熱を作り出す重要な器官です。筋肉による代謝は、基礎代謝の約四〇パーセントを占めているほど。つまり筋肉を動かして運動すれば、それだけで体に熱が生まれ、血行も良くなるのです。

ということは、筋肉が血液の循環のために重要な働きをするということですが、ただし血管のうち静脈は、動脈のような筋力を保持していません。そこで、手足の筋肉を動かすことによってポンプ作用を生み、血管内の血液を心臓に向けて押し出しているのです。

ところが三〇歳を過ぎるころから、人は老化によって筋肉の減少が始まります。そうして筋肉のポンプ作用が弱くなると、体内の血流が低下していきます。女性は男性より筋肉量が少ないため、より注意が必要になるといえましょう。

ただし、「筋肉は、誰でも適度に運動すれば増加する」ということが判明しています。

また運動によって、血液をドロドロにして流れにくくする脂肪も燃焼されます。つまり運動をして筋肉を増量すれば、それが血管に勢いを与え、結果として、脳を含めた全身の血流を改善するのです。

現代人を悩ます生活習慣病も、そのほとんどは適度な運動によって症状を改善できたり、予防できたりすることも判明しています。この適度な運動とは、以下に述べるような少し汗ばむ程度のもの。これを日常的に行うことをお勧めします。

以下、ウォーキングと筋力トレーニングの実践法を解説していきます。

有酸素運動と無酸素運動を上手に結合

運動には、ウォーキングやランニングなどの有酸素運動と、筋力トレーニングなどの無酸素運動があります。有酸素運動は脂肪を燃焼させ、無酸素運動の筋トレは筋肉を増やします。

まず有酸素運動は全身の血行を促進し、カロリーが消費されるため、減量効果が期待できます。一方、無酸素運動の筋トレは、レジスタンス（抵抗）運動とも呼ばれているように、鍛えるべき筋肉に抵抗をかけ、それを繰り返すもので、ベンチプレス、スクワット、腕立て伏せなどに代表されます。

こうして筋肉が増えると、先述の通り基礎代謝量がアップします。これも先に述べたように女性は筋肉が少ないので、筋トレを意識的に取り入れるべきでしょう。とても幸いなことに、人は、何歳になっても筋トレで筋肉を増やすことができるのです。

筋肉が増えるということは、すなわち体が熱を産生するということ。「温活」の完成形です。さらに、その後の「温活」のポイントは、有酸素運動と無酸素運動を結合する、ということです。

順番としては、まず無酸素運動の筋トレを行います。続いて有酸素運動のウォーキングやジョギングを。というのも、筋トレをして代謝をアップしておくと、脂肪が燃えやすくなるからです。つまり、有酸素運動の効果が上がる、というわけです。

少し汗ばむ程度の強度で、これらを繰り返し行いましょう。

筋トレは三日に一度が成功の秘訣

ここで紹介する「温活」としての筋トレは、効率よく筋肉を増やして基礎代謝を上げ、全身の血行を促進するのが目的です。具体的には、お尻、太腿、二の腕、お腹などのような、大きな筋肉を鍛えていくことをお勧めします。

まず、お尻や太腿などの脚部。これはスクワットで鍛えられます。そして二の腕は腕立て伏せ。お腹は腹筋運動で鍛えられます。

最初にスクワットについて解説しましょう。まず肩幅と同じ幅に両脚を開きます。そうして真下に腰を下ろすようにして膝を曲げます。そして元に戻す。関節が硬い人は、爪先を外側に開いて、膝や足首が自然に曲がるようにすると良いでしょう。加えて、脚を肩幅の一・五倍ほどに開いて行うと、さらにやりやすくなります。

次は腕立て伏せ。床に着ける両手の間隔は、肩幅よりも少し広めに。そして胸全体に広がる筋肉、大胸筋を意識して行います。

さらに腹筋運動。仰向《あおむ》けの姿勢から上半身を上げ下げする一般的なやり方ではなく、脚を上下に動かす方法をお勧めします。こちらのほうが、やりやすいと思います。上半身を少し起こして、両手を斜め後ろの床に着け、浮かした脚を上げ下げします。

こうした筋トレの回数や実践頻度については、以下の三つのポイントを押さえておきましょう。

筋トレは一セット一〇～二〇回を基本に、それを三セット行います。セットとセットのあいだには、三〇秒ほど休憩をはさみましょう。すると三セットを三〇分以内に終わらせることができます。筋トレは、だらだらやっても効果は上がらないのです。

そうして筋トレを行ったら、二日間、休息日を設けます。筋トレを終えたあとは、筋線維を回復させるための時間が必要で、それが四八時間なのです。重要な点は、筋線維が十分に回復していないままに筋トレを行っても、トレーニングの効果は期待できない、ということです。

筋トレの効果を体感するには、最低でも三ヵ月は続けてください。三日に一度の筋トレを三ヵ月ほど続けると、必ず成果を実感できるはずです。それまでは、あきらめずに続けてくださいね。

筋トレのあとのウォーキングの効用

筋トレを行ったあとは、有酸素運動、つまりウォーキングです。人間の筋肉の約七〇パーセントは下半身にありますので、これらの筋肉をフル活用するのです。

まずウォーキングを始める際には、背筋を伸ばしてお尻を引き締めることが重要です。そして爪先を進行方向に向け、前に出した膝を十分に伸ばして歩幅を広げて、踵《かかと》から着地するようにします。このとき手を軽く握り、肘を直角に曲げて、軽く前後に振ると歩きやすくなります。

息切れするほど速いペースで歩く必要はありません。同伴者と会話ができるくらいのペースが理想的です。また、坂道を積極的に歩くと効果が上がります。

最初は一〇分くらいでも良いでしょう。実践可能なレベルから始め、少しずつ歩く時間を増やしていくのです。

東京都健康長寿医療センター研究所老化制御研究チームによる群馬県中之条町《なかのじょうまち》の住民五〇〇〇人を対象に行った研究では、「一日八〇〇〇歩、そのうち二〇分の速歩きで、あらゆる病気を予防することができる」と報告しています。

筋トレ抜きの場合、こうしたウォーキングを毎日、行うのが理想なのですが、いくら多忙であっても、せめて一週間に一回は歩きましょう。そう、六〇歳以上の人の「温活」は、自分にプレッシャーをかけすぎてもいけません。

六〇歳以上の人たちの「ながら運動」

なかなか運動をする時間がない六〇歳以上の人たちもいるでしょう。でも、ほんの少し工夫すれば、毎日、体を鍛えることができます。

それにはまず、自分の日常生活を振り返ってみましょう。「近距離でも自動車を使って移動している」「通勤時にエレベーターやエスカレーターを必ず使う」などという人は、運動の機会を捨てているのと同じです。

たとえば通勤している人ならば、少し早起きをして、ひと駅先まで歩く。帰宅時の電車やバスでは、一つ手前で降りて歩く。さらに帰宅コースとしては、階段や坂道のあるルートを選ぶ。その際、なるべく大股で速歩きするのがいいでしょう。当然、スーパーやコンビニには歩いて行きます。

このように日常生活を少しだけ工夫すれば、「温活」は簡単に実行できますし、ほかにも新しい自分なりの「温活」を思いつくことができるでしょう。

たとえば「ながら運動」。以下のような動きを日常生活に取り込むこともできます。

まずは先述の洗濯物を干しながら行うスクワット。洗濯物を一枚干すたびに、一回スクワットします。そしてテレビを観ながら行う脚上げ運動。椅子に座ってテレビを観ている際に、脚を前方に向けて水平に伸ばし、一五秒のあいだキープします。その間、背筋を伸ばして、腕は脱力します。

あるいは、二の腕を鍛える窓拭き運動。肘を伸ばして腕全体を大きく動かし、窓を拭きます。これは風呂掃除にも応用できます。

または、踵上げ下げ運動。これは歯磨きや食器を洗うときなどに行うもので、家事をやりながら爪先《つまさき》立ちになり、踵を上げ下げします。

こうした「ながら運動」は、少ない負荷で実践できるものなので、六〇歳以上の人たちでも導入しやすいはず。筋肉の損傷を気にすることもなく実行できるのです。

六〇歳以上の人の運動量の目安は

ここまで述べてきたことを六〇歳以上の人たちが実践するとして、では、どれくらいの運動を、どれくらいの時間で行う必要があるのでしょうか？　その点については、「メッツ（metabolic equivalents）」を使った考え方が参考になります。

このメッツは、運動の強度、すなわち運動の強さや激しさを表す単位です。たとえば、立った状態で会話をするときの活動は一・八メッツです。そして普通歩行時は三メッツ、自転車を漕いでいるときは四メッツです。

そして、メッツの値に活動した時間を掛けたものが運動量（メッツ・時）です。たとえば普通歩行を一時間、行うと、運動量は「三メッツ・時」となります。

厚生労働省によると、一八～六四歳の人は、三メッツ以上の身体活動を一週間に「二三メッツ・時」おこなうことが目標とされています。これは、歩行あるいはそれ以上の身体活動を毎日六〇分以上、行えば、だいたいクリアできる計算になります。

なお六五歳以上の人たちは、一度に三メッツを超える運動を行う必要はありません。一週間に「一〇メッツ・時」の身体活動を行うのが目標です。これは、「横になる」「座る」といった状態ではない活動を、毎日四〇分おこなえばクリアできます。

自分の日常生活のなかに、この「メッツ・時」を融合させて、長く続けられるような運動習慣を身に付けてください。

第六章　六〇歳以上の体を温める食事法

六〇歳以上の人に必要なＤＨＡとタンパク質

本章では、「体を温める食事法」を解説していきます。こんなに楽しい「温活」もあるということを知ってください。

まず、食物をよく噛んで食べることが重要です。その理由は三つあります。

一つ目は満腹中枢が刺激されるので、食べすぎを防げること、二つ目は内臓脂肪が燃焼されて体温が上がること、三つ目はリラックス効果を得られることです。

また、噛むことは自律神経のコントロールにもつながります。

なお、食事に関して注意すべき点は、「これさえ食べれば良いという食品は存在しない」ということです。様々な種類の食品を偏ることなく摂取しなければなりません。

そうしたなかでも、六〇歳以上の人たちが選ぶべき食品は、ＤＨＡ（ドコサヘキサエン酸）やタンパク質を含むものを筆頭に挙げたいと思います。

ＤＨＡは、青魚《あおざかな》に多く含まれる多価不飽和脂肪酸ですが、脳や神経組織の機能を高めてくれます。人体では、血液脳関門《のうかんもん》という機構が、脳内に入れるべき成分と進入禁止にすべき成分を選別します。このＤＨＡは、そこを通過して、脳内に入ることができるのです。そして脳の神経細胞を活性化し、記憶力や学習能力を向上させてくれます。

ということは、六〇歳以上の人たちにとっては必須の成分ですね。イワシやサバなど青魚に多く含まれ、またマグロのトロにも含まれています。飲み屋さんで「温活」するなら、ぜひ、こうした魚を注文してください。

ちなみにマグロのカブト煮を注文したときは、目の裏のゼリー状の部分、すなわち眼窩《がんか》脂肪を狙ってください。そこには最も多くのＤＨＡが含まれています。

一方のタンパク質を摂取する理由は、ここまで述べてきた通り、筋肉を形成するために必須の成分だからです。前章の「体を温める運動法」を実践し、同時にタンパク質をたくさん含んだ食品、すなわち肉や魚や卵、あるいは豆腐などを十分に摂ってください。

こうして食事による「温活」を行えば、体温は上昇し、体脂肪は減少します。すると体の「冷え」も退散します。

体を冷やす食材も工夫して摂取

食物は体を温める大事なエネルギー源ですが、その食材には、体を温めるものと冷やすものとがあります。そして体を冷やす食材ばかり摂り続けていると、「冷え」を抱え込んでしまうのです。

そのため六〇歳以上になったら、体を温める食材や調理法を取り入れて体温を上げて、病気にならない体を作りましょう。

ここで、まず心がけるべきは、冷たいものを摂らないことです。たとえば夏場に摂取しがちな冷たい飲食物は、体に多大なストレスを与えます。すると体内の酵素の働きも低下するので、代謝や免疫の機能も低下します。

まず冷たい飲食物が口のなかに入ると、その瞬間、交感神経を優位にします。そうして消化管の血流を大幅に減少させます。そのため、少し冷たいと感じるような「体温以下の温度の飲食物」も、なるべく避けるほうが良いでしょう。

理想的には、六〇歳を超えた人たちは、体温以下の食物を摂取してはいけません。ただ、体温以下の食物を摂るコツもあります。それは食物の温度を「常温に近づける」こと。野菜は油で炒《いた》めたり茹《ゆ》でたりするといいでしょう。また生野菜や冷奴《ひややっこ》などなら、食べる前に冷蔵庫から出して、時間を置いてから食べるようにしましょう。

加えて体を冷やす作用がある食材であっても、加熱調理すれば、体を温める食べものに変えることができます。

たとえば体を冷やす食材であるハクサイ。ハクサイ鍋にすれば、体を温める食材に変わります。寒い季節の定番野菜となっているのは、日本人がこのことに本能的に気づいているからなのかもしれません。いずれにせよ、六〇歳以上の人たちの大好物でしょうから、冬にはどんどん食べてください。

同様に、豆腐は体を冷やす食材ですが、湯豆腐にすれば温め食材へと変わります。また体を冷やす食材であるレタスやトマトも、炒めたりスープにしたりと加熱調理をすることで、体を温めるように性質が変わります。

またダイコンも漬物《つけもの》にすれば、性質が変わります。温め食材たる塩の力を借りて、体を冷やす性質から温める性質へと変化するのです。

このように、たとえ体を冷やす性質を持った食材でも、調理方法を工夫《くふう》したり、あるいは温め食材と組み合わせたりすることによって、「温活」に適した食材に変えることができます。

なので、体を冷やす性質がある食材だからといって忌避《きひ》したりせず、工夫して温め素材に変えていきましょう。そうして自分の体調をチェックし、「冷え」を感じたら温野菜を、「熱」を感じたら生サラダをというふうに、臨機応変に食材や調理法を変えましょう。

四季折々で食材が豊かな日本なら、こうしたことを楽しみながら「温活」を実行できるはずです。

「舞茸＋ミョウガ＋味噌」で最強料理に

体温を上げるには、血液の流れを良くして体を内側から温めることが大切――ここまで述べてきた「温活」の基本です。

そのためにお勧めする食材として、キノコ類の舞茸《まいたけ》を挙げたいと思います。実は野生ではあまり採れないキノコなのですが、人工栽培が確立されてからは大量に出荷されるようになりました。その独特の香りと食感も人気を集めています。ちなみに私は舞茸の天婦羅《てんぷら》が大好物です。うどんや蕎麦《そば》にのせて食べると最高なのです。

さて、この舞茸に含まれているのが、血管を広げてくれるナイアシンという成分。水溶性ビタミンB群に属するナイアシンは、ほかのキノコ類にも含まれていますが、舞茸の含有量は最上位にあります。

また特筆すべきは、舞茸には血液をサラサラにするβ-グルカンの含有率が高いということ。このβ-グルカンは食物繊維の一つで、免疫機能を回復させたり、ガン細胞の増殖を抑えたり、血圧、血糖、コレステロールの値を下げるなど、多くの健康効果をもたらします。加えて腸内環境を整える働きもあるので、便通の改善にも高い効果を発揮します。

さらに舞茸は、血管を老化させて血流を悪化させるＡＧＥ、すなわち終末糖化産物を減らしてくれます。ここで作用するのは舞茸に豊富に含まれるキチン・キトサンという動物性の食物繊維。キノコは真菌類なので「動物性」の食物繊維を持つわけですが、これらが「老化の元凶」とされるＡＧＥと結合し、体内に吸収されるのを抑えてくれます。また、舞茸が含む成分がＡＧＥの形成を阻害することも、最新の研究結果で判明しています。

このように、舞茸には明らかな健康増進作用があります。理想は一日一〇〇グラムを摂ること。味噌汁や鍋もの、炊《た》き込《こ》みご飯や天婦羅、あるいはガーリックと一緒に炒めるなど、手軽に様々な形で楽しんでみてください。

最後に舞茸の血流アップ効果をさらに高める食べ方を紹介します。それは、ミョウガと味噌を一緒に摂ることです。

夏と秋の薬味《やくみ》として人気が高いミョウガには、ミョウガジアールという血液の流れを促進させる成分がたくさん含まれています。そのため舞茸と一緒に食べると、体温を上げる効果がさらに高まります。

また味噌などの発酵食品にも体温を上げる効果があり、味噌汁の具材として舞茸とミョウガを入れれば、低体温を改善する「最強の料理」が完成します。これは六〇歳以上の人たちの好みにも合うでしょうから、ぜひ試してみてください。

食べる「温活」の代表は生姜と唐辛子

体を温めるメカニズムが科学的に証明されている食材としては、まず生姜を挙げることができます。生の生姜に含まれる辛み成分のジンゲロールは、末端の血管を拡張させ、血行を促進し、結果的に体を温めます。

また強い殺菌力があり、カツオなど生魚《なまざかな》の薬味に使われます。臭み消しとしての役割もありますが、食中毒を予防する効果のほうが重要かもしれません。人間の体内で細菌やウイルスを退治してくれるので、感染症予防の点でも有用な食品です。

この生姜を加熱すると、ジンゲロールの一部がショウガオールという成分に変化します。このショウガオールには、胃腸など臓器の血行を改善し、体の中心部から温める働きがあります。

漢方でも生姜を「ショウキョウ」と呼び、風邪や坐骨神経痛など「冷え」が原因と見られる症状に対して処方されます。また生姜を蒸して乾燥させたものを乾姜《かんきょう》と呼び、四肢《しし》の「冷え」などに対して処方されます。煎《せん》じて飲むと体を温める効果が高いとされます。

さらに体を温めるメカニズムが科学的に証明されている食材としては、唐辛子《とうがらし》を挙げることができます。

この唐辛子も、漢方では古くから処方されてきましたが、その辛み成分であるカプサイシンの効果について科学的に解明されるようになったのは、一九九〇年代に入ってからのことです。

カプサイシンは胃や腸の粘膜を刺激し、食物の消化・吸収を促進するとともに、筋肉にある「ＳＥＲＣＡ」という酵素を介して、熱の産生を増加させます。ということは、「温活」向きの食材ですね。

ただし同時に発汗を促す作用もあるので、汗をケアせず、逆に体を冷やすことのないよう注意すべきでしょう。

体を温める食材の見分け方

なお、その他の食材にも、体を温めるものがたくさんあります。ここで、それらを紹介しますが、「温活」のためには、基本的に色の濃い食材を選んでください。以下、その見分け方を解説します。

体を温める食材には簡単な見分け方がある——これは先人たちが蓄積してきた経験則によるものです。

まずは色。「赤」「黒」「橙《だいだい》」など、色の濃い食材は温め食材です。たとえば黒ゴマ、ニンジン、長ネギ、ニラ、味噌など。また脂肪の少ない赤身肉は温め食材と考えられ、魚でもサケ、ブリ、タラ、あるいはエビなどが温め食材とされています。

そして寒いところで穫れる寒い時季の果物、たとえばリンゴやサクランボなども温め食材です。というのも、寒さに負けないよう、それぞれの身は引き締まり、体を冷やす水分も少ないからです。

また、黒砂糖、玄米《げんまい》、蕎麦、納豆、海藻《かいそう》、赤ワインなども温め食材。特に色が黒と赤の食材は、体を温めるとされています。六〇歳以上の人たちは、これらを意識して摂るべきでしょう。

加えてこうした食材を加熱して食べれば、その効果はさらに高まります。

土のなかで育つ野菜は体を温める

土のなかで育つ野菜も体を温めてくれます。根菜類や芋《いも》類などが、まさに、これに当たります。

ただし、ここにも例外があります。たとえばダイコンは根菜類であり、かつ冬野菜ですが、水分が多いために体を冷やす食材に分類されます。

ところが、ダイコンをタクアンに加工すると一転、体を温める食材となります。これはタクアン製造の過程で使う塩が、体を温める食材であるためです。

このタクアンもそうですが、寒い地方の食べものには、塩辛いものが多いという特徴があります。野沢菜漬けやイブリガッコなどの漬物や魚の塩漬けも、寒い地方を中心に作られています。

これは、塩が体を温めるという性質を利用して、厳しい寒さに耐えてきた生活の知恵が結実したものだといえましょう。

ただ、ここで気を付けたいのは、塩の摂りすぎです。高血圧や胃ガンなどを促進する要因になりますし、浮腫《むく》みの原因にもなってしまいます。

体を冷やす食材の見分け方

反対に白っぽいものには、体を冷やす食材が多い。白砂糖やモヤシなどが、それに当たります。ただ、トマトは赤くとも体を冷やす食材ですし、反対にチーズは白ですが体を温める食材。当然、例外もあるということです。同様に、ホウレンソウ、コマツナ、ハクサイは、冬に食卓にのぼる野菜ですが、体を温める食材ではありません。

また、先述した生姜や唐辛子については、体を温めるメカニズムが解明されていますが、本項で挙げた食材の効用は、あくまで経験則に基づくものです。

以下に、体を冷やす食材をリストアップします。みなさんの「温活」の参考にしてください。

①生クリームや白砂糖を使ったスイーツ
②アイスクリームなどの冷やしたスイーツ
③冷やした清涼飲料水
④牛乳、ヨーグルト

⑤スナック菓子
⑥生野菜
⑦小麦粉を原料としたもの
⑧マヨネーズ、ソース、トマトケチャップなど人工的に作られた調味料

また先述した通り、食材の産地も重要です。一般的に、温かい地域で穫れた野菜は体を冷やします。

ただ逆に、夏の野菜は熱く火照《ほて》った体から熱を奪ってくれるので、私たちの体温を調整するという効用もあります。このような意味で、旬の野菜と私たちの体温の関係は、理に適《かな》ったものになっているのです。

暑い地域や国で穫れるものも同様です。そのため夏野菜や南国産の果物などは、いずれも水分が多く、私たちの体を冷やす性質を持っています。

反対に、冬が旬の長ネギやリンゴなどは体を温めます。ただし先述した通り、同じ冬野菜でもハクサイは例外。水分が多く、体を冷やします。なので昔からハクサイを鍋にして食べるのは、先人が身に付けた知恵によるものだと思います。

ハクサイを入れた牡蠣鍋《かきなべ》とともに、焼酎のお湯割りを一献《いっこん》――私には、これが六〇歳以上の人たちの究極の「温活」に思えて仕方ありません。もちろん私の大好物ですが。

お茶やコーヒーの意外な効用

さらに注意すべき食品があります。お茶やコーヒーです。

たとえば温かいコーヒー。これは体を温めてくれるように思われがちですが、実は体を冷やすと考えられています。含有するカフェインによって人の体内の血管が収縮するからです。

その理屈から類推すると、緑茶や紅茶にもカフェインが含まれていますので、やはり体を冷やす飲みものということになるはずです。しかし発酵食品であるために、紅茶は体を温めるものともされています。一方の緑茶は発酵の過程を経ないので、体を冷やすとされています。

ただし、こうした効用はあくまで経験則に基づくもので、昔からの膨大な経験の蓄積から定着した考えです。科学的な謎解きは済んでいません。

ただ一般論として、発酵の度合いが強いお茶ほど人体を温める効果がある、とされています。ということは、プーアール茶、紅茶、ウーロン茶、緑茶の順で発酵の度合いが高いので、プーアール茶がいちばん「温活」に適している、ということになります。

先述の通り、これにも科学的根拠はありません。しかし、唐辛子に含まれる成分、カプサイシンは、一九九〇年代になって初めて温め効果のメカニズムが解明されました。これからの科学的な解析が続けば、早い時期に、発酵と温め効果の関係も解明されるかもしれません。

いずれにせよ、何千年にもわたる経験則から培われた知恵を侮《あなど》ってはいけないと思います。

食べものをよく噛むと何が起こるのか

食べものを咀嚼《そしゃく》するという行為は、唾液《だえき》の効用と相まって、消化を助けます。つまり人体に効率的にエネルギーを届けることになるので、よく噛んで食べれば、体を温め、免疫力を高めることになります。

また消化が良くなれば、胃腸の調子も整い、そうして内臓全体が刺激されるので、デトックスの面でも効果があります。

「温活」のためによく噛む――これなら六〇歳以上の人たちでも、日常生活のなかに簡単に取り入れることができるのではないでしょうか。

また当然、毎日の三食を規則正しく摂ることは基本中の基本。規則正しい生活は、自律神経を整える働きがありますので、リタイヤして「遅寝・遅起き」の習慣が身に付いてしまったような六〇歳以上の人たちは、特に留意すべきでしょう。

そして咀嚼の際は、食べもののひと口につき三〇回以上噛むのが理想とされています。というのも、こうすると歯肉《しにく》のなかの神経から脳に信号が伝わり、脳の視床下部《ししょうかぶ》からヒスタミンの分泌が促され、それが満腹中枢を刺激し、食欲を抑制してくれるからです。

ヒスタミンと聞くと、アレルギーの原因物質という悪印象がありますが、それは首から下の話です。ここで述べるように、ヒスタミンが首から上で分泌されると、むしろ人体に良い影響を及ぼします。

さらに、ヒスタミンの分泌により交感神経が刺激され、内臓脂肪の燃焼が促され、熱を生み出して体温を上げてくれるので、ダイエットやメタボ予防にも有効な「温活」になります。

六〇歳以上の人たちの食べる「温活」では、先述したような体を冷やす食材を控え、よく噛むことが重要です。そしてそこに、体を温める食材を加えれば、いうことなしです。

先にも述べましたが、一般的には黒ゴマやニンジンなど色が濃いもの、ゴボウなどの地下に伸びていく野菜、そしてニラや長ネギといった寒い時季が旬のものが体を温める食材とされています。

一方、ダイコンなど色が薄いもの、スイカなどの水分が多いもの、トマトやキュウリなど暑い時季に穫れるものは、体を冷やす食材とされています。ただ、食べ方によっては体を温める食材に変貌させることができるので、味噌や香辛料《こうしんりょう》などを加えたり、加熱したり、あるいは体を温める食材と一緒に摂ればいいのです。

果物は食べる時間帯に要注意

「温活」を実践しようという人は、おそらく健康志向の強い人でしょう。それゆえ食事内容にも十分留意し、体に良いとされる果物を積極的に取り入れるかもしれません。

ただし「温活」にとって、果物は要注意です。なぜでしょうか？

まず、果物には水分が多く含まれているので体を冷やす性質があります。また、南国で穫れるものは体を冷やします。寒い時季に穫れるミカンやリンゴは例外なのですが。

そこで上手に果物を摂る方法を述べましょう。まず、気温が下がる夕方以降に食べるのは避けます。むしろ、これから気温が上昇していく午前中に摂りましょう。

また加工や組み合わせ次第で、体を冷やす果物の性質を変えることもできます。たとえばマンゴーなど南国産の果物なら、水分が抜けたドライフルーツにすると性質が変わります。

すなわち、加熱する、乾燥させる、酢を加える、香辛料を加える、そして発酵食品と一緒に食べる……などをお勧めします。間食はスナック菓子や生の果物ではなく、ドライフルーツにすべきでしょう。

ただし、ドライフルーツには体を冷やす性質を持つ糖分が多く含まれているので、やはり食べすぎには注意しましょう。

乾燥させた食べものとしては、干し野菜、燻製品《くんせいひん》、ナッツ類なども、この特徴に当てはまりますが、いくら体を温めるからといって、特定の食材だけを大量に食べるのはお勧めできません。

旬を意識しながらバランス良く食材を選び、食事を楽しみましょう。するとそれは自然に「温活」になり、体も心も健康になっていくのです。

第七章　二〇歳若く見える私の一日

体脂肪を減らすなら冬がチャンス

プロローグでも述べましたが、私は朝起きるとすぐに白湯に漢方薬を入れて飲みます。体温がいちばん低い起床後、すぐに体の中心を温めて血流を改善、そうして体中に酸素や栄養素を行きわたらせるためです。

そして天気が良ければ、文京区の自宅から高輪の診療室まで、約一三キロの道のりを自転車で通います。

さらに週に一度はジムに行き、筋トレで脚、腕、背中、お腹の筋肉を満遍《まんべん》なく鍛え、クールダウンも兼ねて水泳を行います。

加えて家内と一緒にテニスやゴルフにも定期的に行っています。

こうした適度な運動が功を奏しているのか、私は肩こりや足腰の痛みに悩まされることはありません。ところが多くの六〇歳以上の人たちは、長時間のパソコン操作から来る肩こり、運動不足や体の歪《ゆが》みに起因する腰痛などを訴えます。

実際、腰痛の多くは、筋肉の疲労が原因となって現れます。つまり腹筋と背筋の使用頻度や筋力がアンバランスになり、血流が低下し、「冷え」を招いているわけです。

私たちの体は、血液が行きわたらない場所があると、そこに痛みが生じるようになっています。

たとえば手の指を輪ゴムで固く縛ります。そうして放置しておくと、輪ゴムより先に血液が届かなくなり、じーんと痛みを感じるようになります。肩こりや腰痛でも、これと同じようなことが起こっているのです。

血行が悪い、それはすなわち痛みなのです。そのため私は、日々の生活のなかで、満遍なく全身の筋肉を使うようにしています。

ところで運動の場合、冬になると「寒いから」といって休んでしまう人がいます。ですが、これは実にもったいないことなのです。なぜでしょうか?

たとえば私と同年代の友人の例。彼は少々メタボ気味だったため、春になり暖かくなったということで、思い立ってジョギングを始めました。ところが人体においては、実は冬のほうが基礎代謝は高い。そのため本気で体脂肪を減らすなら、本当は冬がチャンスなのです。

私は春にジョギングを始めたこの友人に一言、「冬も休まずに続けると、きっと効果が表れるよ」とだけアドバイスしておきました。

私が五本指の靴下を愛用するわけ

本書でも何度か触れましたが、私は自称「大酒飲み」です。
その私、そして家内の趣味はワイン。小さなワインセラーには、いつも二四本のワインが鎮座《ちんざ》しています。そして先述の通り、週末は二人で、あるいは友人の評論家の先生や編集者を招いて、盛大に飲み会を催します。

このように、確かに「大酒飲み」なのですが、それなりに自制しつつ、後述する六九歳からの「自由人」になるための準備をしています。

そんな私は、家では指先部分が五つに分かれた靴下を穿《は》いて、ワインを楽しんでいます。家のなかでは靴下を穿かないという人が案外多いのですが、すると気づかぬうちに足先から、「冷え」が忍び込んできます。

室内で「寒い」と感じたときは、暖房の温度を上げる前に、まず靴下を穿いてみてください。冷え性を自覚している人は、靴下をもう一枚、重ね穿きしてみましょう。レイヤード効果（断熱性の高い空気の層を増やすことによる効果）で、さらに温かく感じます。

足先は、心臓から最も遠いところにある部位。当然、血液が届きにくくなっています。

だからこそ、「温活」のためには靴下が重要になってくるのです。

季節に合わせた室内履きやスリッパを用意することもお勧めします。たとえば夏には生地の薄いものを、冬には厚手でポカポカと暖かいものを靴下と合わせて履くようにする。とても効果が上がります。

私自身は五本指の靴下を愛用していますが、指を圧迫しないせいか、全身の血行が良くなって、体が温かく感じられます。

「温活」で意識すべき時間帯は夜

ところで「温活」でいちばん意識してもらいたい時間帯は、実は夜です。仕事から帰ったら、体を温めることを意識して過ごしましょう。

そうして寝る前の体温を高くすればするほど、寝つきが良くなります。これは寝床に入ってから体温が下がっていくと得られる効果なのですが、加えて睡眠の質まで高めてくれます。

私はぬるめのお風呂にゆっくり入ったあと、これも体を温める赤ワインや焼酎《しょうちゅう》のお湯割りを片手に、リラックスしながら就寝時を迎えます。そのせいか、毎晩、快眠を得ることができています。

また快適に眠るためには、実は朝一番の行動も大切です。私は朝起きたらすぐに、まず寝室のカーテンを大きく開いて、自然光をたっぷりと浴びます。いつまでもカーテンを閉めたままだと、寝覚めも悪く、やる気も湧いてきません。

さて、こうしてカーテンを全開にするのは、しっかり目を覚ますためだけではありません。自然光を浴びて、体内でセロトニンを合成するためでもあるのです。

たとえ、どんよりとした曇り空であっても、太陽が与えてくれる自然光は、室内の灯りに比べると、ずっと強力です。そのくらい強い光でないと、セロトニンは合成されないのです。

このセロトニンが合成されてから一四～一五時間ほどすると、脳内ホルモンは、メラトニンに変わります。そのメラトニンは、脳の松果体《しょうかたい》から分泌されるホルモン。睡眠や覚醒のリズムを調整する作用があります。

簡単にいってしまうと、夜眠くなるのは、このメラトニンの働きによるものです。そしてメラトニンの量が多いほど、睡眠の質が高くなるとされています。

すなわち、セロトニン優勢がメラトニン優勢に変わったタイミングで体を温めると、すんなりと心地よく睡眠に入ることができる、というわけです。

私は朝五時に起床するので、ということは二〇時ごろからメラトニンが増えてきます。そこで、この時間になったら、体を冷やしたり、興奮したりするようなことは避けて、照明も徐々に落としていきます。

このように、私は夜の時間帯に、とにかくリラックスできる状況を作っています。そのため夕食は早めに摂って、趣味のワインをゆっくりと舌の上で転がす。そして音量を抑えたテレビで、大好きな福岡ソフトバンクホークスの試合を観る。こうして、ゆったりとした時間を過ごします。

ただし、肝臓を休ませるため、お酒を飲まない日を週に二日以上は設けています。私のようにお酒を嗜《たしな》む人は、ぜひ適量を心がけてください。肝臓を大切にするという観点も重要ですが、実は飲みすぎると、眠りが浅くなってしまうからです。

また、アルコールの分解は加水分解によって行われますので、当然、水が必要になります。そのため、ついつい水を飲んでしまいがちになり、体が冷えてしまいます。これでは、せっかくの「温活」も台なしになります。

私は「温活」のために、お酒も温かいものにしています。焼酎ならお湯割り、ワインならホットワインなど。ベルギーにはホットビールというものすらありますが、イギリス人は、あの有名なギネスビールを、常温で飲んでいます。やはり寒い国々の人たちが体を冷やさないために体得してきた知恵なのでしょう。

お酒の好みは人それぞれですし、体調も百者百様ですから、これでなければいけない、などというものはありません。ただ自分の体の声に耳を傾けましょう。試してみて、体調が悪くならなければ、それはあなたに合った「温活」だといえるからです。

しかし、タバコは絶対悪です。「冷え」に関していえば、タバコだって少しなら嗜んでいい、などといったレベルの話ではありません。喫煙の刺激で良いアイデアが生まれる、などということもまやかしです。医師として、即刻やめることを勧めます。

また就寝前に、いくら大好きな趣味だとはいっても、思わずエキサイティングしてしまうようなゲームは絶対に避けましょう。

そして寝る直前に入浴し、お風呂から出たら体が温かいうちに布団に入るのがベストです。

セロトニンが「幸福ホルモン」になる「温活」

夜になると、人体では、副交感神経が優位になります。何十年も「温活」を続けてきた私は、なんとなく副交感神経の足音を聞けるようにすらなりました。

そして何らかの理由、たとえばストレスなどで副交感神経と交感神経、すなわち自律神経のバランスが崩れてしまうと、様々な症状を発出してきます。

このバランス崩壊には、脳内物質のセロトニンが関係しています。セロトニンには、交感神経と副交感神経、双方の自律神経を調節する働きがあるのです。

私は、このセロトニンを非常に重要視しているので、先述したように起床時間と就寝時間を計算し、布団に入るときは最大限にセロトニンを活用できるよう心がけています。

またセロトニンは「幸福ホルモン」とも呼ばれ、増加すれば人生への意欲や幸福感が増し、逆に不足すると不安な気分に陥ります。鬱に対処するには、このセロトニンを増やし、自律神経のバランスを整えていくことが効果的なのですが、私がいつも「楽観的」なのは、「温活」でセロトニンが充満した脳を持っているからなのかもしれません。

優れものの「温活」は体温を上げるだけでなく、さらにセロトニンを合成する酵素も活性化してくれます。こうして脳内でセロトニンの生成が活発になれば、脳の働きが正常に戻り、鬱も解消されていきます。

ところで、脳内物質の生成には腸内環境を整えることが大切だとする説があります。確かにセロトニンの九五パーセントは腸で作られています。しかし、人体で最も重要な器官である脳には、異物の侵入を防ぐために「血液脳関門」があるので、腸で作られたセロトニンは直接、脳には届きません。脳内のセロトニンは、トリプトファンという必須アミノ酸から脳内で合成されており、これもやはり「温活」によって増産されるのです。

睡眠時の服装や寝具で変わる眠りの質

東洋医学では、体の組織は二二時から深夜二時のあいだに修復されるとされ、この時間帯に睡眠を取らないと、健康体を維持できないとします。私は、試してみた新しいワインがいくら美味しくとも、深夜零時には酒を切り上げて、布団に入ることにしています。

確かに現代人の生活サイクルは不安定になりがちですが、遅くとも日付が変わる前には布団に入りましょう。「温活」を続けてきた私は、この習慣を身に付けて以降ぐっすりと眠れるようになり、睡眠の質も上がりました。

また、暑い時季はそれほど意識しなくとも良いですが、「温活」を実践するうえでは、睡眠時の服装や寝具を選ぶことも重要です。深い眠りや質の高い睡眠につながるからです。

理想的な冬の寝具は、熱を溜め込むもの、熱を逃がさないものです。熱を溜め込む寝具は、たとえば羽毛布団《うもうぶとん》などでしょう。空気をたくさん取り込んでくれる寝具が最適なのです。

また空気を逃がさないためには、シーツの下に毛布を一枚敷くと良いでしょう。フローリングの部屋に布団を敷いて寝ている人は、敷き布団を重ねるなどの工夫が必要です。そして体に直接、毛布を掛けて、その上に布団を被せるのではなく、布団の上に毛布を置きましょう。こうすると、布団に含まれる空気の熱を逃がさなくなります。

加えて冬季は、布団の外に出ている頭部を帽子で覆い、「冷え」から隔離しましょう。そうして寝間着の下にはしっかりと下着などを着用し、空気の層を作る。すると保温効果が高まります。六〇歳以上の人たちは、特にこの点に留意しましょう。

また、寝間着は体を締め付けないものを選ぶ。ゆったりとした寝間着は血行を妨《さまた》げないだけでなく、体の周りに空気の層を作ります。そして素肌に寝間着を羽織るよりも、薄いものでもいいのでTシャツなどを一枚着たほうが、レイヤード効果で温め効率がアップします。

秋冬は、手首、足首、首回りを冷やさないように留意してください。私は、寝間着の上は、長袖《ながそで》で手首までカバーする袖丈《そでたけ》のものを着用しています。下は長ズボン。二の腕や太腿など、熱を産生する筋肉を冷やさないようにするためです。

患者さんの恨みも消した「温活」

私の患者さんに、「家族が行った仕打ちを恨み、どうしても許すことができない」という人がいました。私は執念深いほうではないのですが、その人の話を聞くと、「これでは家族を恨み続けても仕方ないな」とさえ思えました。

そうして不眠に陥ってしまったようなのですが、前記したように、もともとの原因は精神的なものでしょう。家族への強い恨みをどうしても拭いきれないのが、この人の眠れない理由だったのです。

そのとき私は、自分が苦しんだ経験を語ったりするよりも、すぐに「温活」を提案すべきだと思いました。だから十分な栄養を摂ってもらい、本書で書いてきたような「温活」を実践してもらいました。

すると、どうでしょう？　半年後に診療室に現れたこの人は、すっかり顔色も良くなり、頬もふっくらとしていて、「なんだか家族を恨んでいるのがバカバカしくなってしまいました」というではありませんか……積年の恨みを晴らす、などといいますが、「温活」が、いとも簡単に人間の心を治す好例だと思いました。

こんな患者さんに出くわすと、私は医師になって良かったと、むしろ患者さんに感謝したくなります。その人の人生が好転する現場に立ち会えたのですから。そうして同時に、自分が提言している「温活」にも感謝するのです。

入浴中に「ながら」ですること

夜の入浴の仕方も重要です。それは本書で解説してきた「ぬるいお湯に、ゆっくり時間をかけて入る」というものです。

私は、三八〜三九度のぬるめのお湯に、いつも三〇分ほど浸かっています。どんなに忙しいときでも、最低一五分は入浴します。

湯がぬるいので、それほど汗はかきませんが、だんだん体の芯まで温まっていき、だるさを感じるようになります。経験的には、このくらいが睡眠前にちょうどいいのです。

仮に熱い湯から出た直後なら、体が汗をかいて、体温も高くなっています。しかし、この状態だと冷めるのも早いのです。

反対に、私が実践する四〇度以下の湯に浸かると徐々に体温が上がりますし、血圧も上昇しません。私はゆったりと、三〇分のあいだ、何も考えず瞑目《めいもく》したり、逆に研究課題を整理したり、あるいは患者さんが感謝してくださった言葉を反芻《はんすう》したりしています。

または、湯船で実践できるアイソメトリック運動、すなわち「筋肉を同じ長さのまま維持して関節を動かさないで行う筋トレ」を行っています。たとえば、湯船でお湯に浸かったまま両手を胸の前で合掌《がっしょう》して押し合うトレーニングなどです。

そうして湯冷めしにくいこの温浴法を利用して、体がほんのり温かいうちに布団に入ります。すると毎日、快眠を得ることができるのです。

私が真夏も自転車で通勤する理由

さて、こんな私の「温活」の特長は、「マニュアルを作らない」ことです。

何度のお風呂に入るか、靴下を穿いて寝るか、厳冬期に何を食べるか……もちろん理論的な裏づけはありますが、結局は「気持ちいいかどうか」で判断しています。

たとえば、私が推奨する「四〇度以下のお湯に三〇分入る入浴法」ですが、みなさんが実際に試してみて、「これは何か違うぞ」と思ったら、自分なりにマイナーチェンジしていけばいいのです。自分なりの「気持ちいいポイント」を見つけることこそが肝要だといえましょう。

また私が「温活」を実践して気づいたことに、「外気温の変化に対する調整機能を鍛える」というものがあります。もともと自分の体に備わっていた調整機能を活性化させる、ということです。

人間の体には、暑さや寒さに対応する機能が備わっています。暑ければ汗をかき、気化熱によって体表の温度を下げようとします。寒ければ体を震わせて熱を生み出しています。

このような機能が、季節によって、あるいは日々刻々と変化する環境下で、体温を一定に保ちながら体の機能を維持することを助けているのです。

しかし、そうした機能も、使わなければ錆《さ》びついてしまいます。いざというときに、うまく作動しなくなるのです。

そのため私は、真夏にエアコンの温度を高めに設定しています。発汗による体温調整の能力を失うことを恐れるからです。

私は真夏でも自転車で通勤していますが、診療室に着くと、かなり汗をかいています。しかし、これがいいのです。暑いときには汗をかくという当たり前のことを日頃から実践し、自分の体に適度な刺激を与えるのです。

こうして私の「温活」は、エアコンのなかででも効果的に実践されています。

「気持ちいいレベルのちょっと上」を試す

私の友人に、「体を鍛えるために、毎日、冷水を頭からかぶる」という人がいます。彼のように体力がある人にとっては、水をかぶるという行為は、熱を作る力を鍛えるための行為なのです。しかし、これを体に「冷え」を抱えている人が行ったとしたら、それは悲劇につながります。

ですから、まずは自分の体力と健康の状態を理解することが第一歩。健康法にはマニュアルなど存在しないし、体に厳しい方法なら効果的だということでもありません。

冷水をかぶるのも、それが効果的かどうかは別として、その人が選んだもの。誰もが真似《まね》するようなことではありません。サウナに入ってから冷水浴をするのも同様です。まずは自分の体力を見極めましょう。

ここで重要なのは、「気持ちいいレベルのちょっと上」を試すことです。「少しだけきついな」と思うくらいの刺激が適当なのです。

ですから、私だったら、冷水をかぶるために一大決心が要る場合、止《や》めておきます。私の場合なら、絶対に健康に悪いと思うからです！

特に健康に関する情報については、みなマニュアルを欲しがります。「〇〇を毎日△△回やったら健康になる」といったノウハウを知りたいのです。

しかし、それを実行できなければ、そのマニュアルも、ただの紙屑《かみくず》です。まずは自分が無理なくできる範囲のことを実践しましょう。そして、それがまさに本書で説く「温活」なのです。

無理をしては逆効果。私はそうした観点で、自分自身も「温活」に取り組んできました。するとなぜか「二〇歳若く見える」と褒められるようになりました。だからこそ、六六歳になって、自分の実践してきた健康法が正しかったと確信できるようにもなったのです。

第八章　西洋医学と東洋医学のいいとこ取り

西洋医学の限界を「統合医療」で打破

私は現在、「統合医療ＳＤＭクリニック」の院長を務めています。ここでは西洋医学と東洋医学に加え、アロマセラピー、ホメオパシー（病気と同じ症状を起こす自然物や薬を使って行う治療法）、催眠療法など、様々な補完代替療法を導入して、統合医療を行っています。

世界各地には古《いにしえ》から伝わる伝統医療があります。そしてこれらは、西洋医学とは異なる思考法に立脚して確立されました。すると近年、西洋医学では治療できない病気に対処する必要性が叫ばれ、このような伝統医療が注目され始めました。

そもそも西洋医学では、血液検査やレントゲン画像などをもとに異常を見つけ、それを治療します。こうした異常を発見できなければ、何もできません。

現在の日本の医療現場でも、局所的な治療が中心です。根本的な治療ではなく、対症療法が主体となっています。それは「いま目の前に生じている症状に対処する」という考え方です。当然、これでは根本的な治療は望めません。

そのため、ガンを見つければ外科的に切除するか薬や放射線で攻撃する、膠原病《こうげんびょう》ならステロイドで抑え込む……このような治療を施しています。

しかし、患者さんがなぜガンに罹《かか》ったのか、なぜ膠原病を発症したのか、という点についてはスルーしています。異常が発生した大元に対しては、まったくアプローチせず、解明しようとすらしないのです。

一方、東洋医学の専門家のなかには、西洋医学を完全に否定する人がいます。しかし私は、西洋医学の優れた点や有用性を高く評価しています。ただし、西洋医学だけでは十分ではないとも考えています。そして、これを補完するものとして、数多く存在する伝統医療を活用できると確信しています。

そのため、西洋医学と多数の伝統医療を「統合」したものこそが、私が実践する統合医療なのです。ここで私なりに統合医療を定義してみましょう。

すなわち、「個人の年齢、性別、性格、生活環境、さらには個人の人生観や死生観までを考慮して、あらゆる療法から、その個人に適合したものを見つけ、提供する医療、そして受診側が主導する医療」です。

実際、私が診療し、「温活」を勧める際に望んでいることは、一人の患者さんが自分の望む方向性で幸せになってくれることです。さらに加えれば、その人が人生の最後に「幸せだった」と感じてくれることです。

そう、私が統合医療に行き着いたのは、一言でいえば、「人を幸せにするためなら使えそうなものは何でも使おう」という発想からなのです。

原因不明の痛みが生んだ西洋医学への不信

「温活」を中心にした現在の私の医療方針を理解していただくために、私が西洋医学から統合医療に向かった過程を述べましょう。

実は私の右ふくらはぎには血管腫があります。物心ついたときから日常的に痛みを感じていたのですが、原因は分かりませんでした。というよりも、人体とはそういうものなのだ、と単純に思っていたのです。

また病院に行きたくなかったので、両親にも相談しませんでした。当時の私は、白衣を見るだけで逃げ出すような人間だったので、床屋さんにも行きたくなかったほどなのです。

そんなある日、お風呂で母が体を洗ってくれていたときに、私のふくらはぎに手を触れました。思わず「痛い」と叫ぶ私……ついに脚の痛みを知られてしまいました。

このあと両親は、私をいろいろな病院に連れていってくれましたが、どこでも原因が見つかりませんでした。そのたびに医師から脚を押されたりして、たいへん痛い思いをしたのですが。

ある医師は、「メスを入れてみれば分かる」などといいました。しかし、簡単に子どもの脚にメスを入れさせるような親はいません。私だって痛いと感じながらも、歩いたり走ったりはできるので、それくらいで体を切り刻まれてはかないません。子ども心にも、ますます医者が嫌いになりました。

しかし、だんだん「では病院に行かなくて済むようになるには、どうしたらいいのか」と考えるようになりました。そうして下した決断が、「それなら自分が医者になろう」というものでした。医学部への進学を決めたのです。

この決断は正解でした。大学入学後に、痛みの原因が判明したのです。ある総合病院に全身を撮影することができるＣＴスキャンが導入され、そこで初めて腫瘍《しゅよう》の存在が明らかになったのです。

しかしそれでも、私には大きな疑念が残りました。確かに最新式の医療機器は素晴らしい。ただ逆にいうと、最新機器が導入される前は目的不明のまま、「とりあえず切開してみよう」という医療が行われていたのではないか？　本当に人体の本質を理解しているのが西洋医学なら、そうしたことは起こらなかったのではないか？

私は大学医学部で学びながらも、どこか西洋医学に対する不信感のようなものを抱えていました。

西洋医学を学びつつ漢方薬局を「基地」に漢方も

一方では、東洋医学の力を目《ま》の当たりにしたことがあります。

私が中学生のときに母がリウマチを発症しました。リウマチの痛みは辛《つら》く激しく、母が涙を流している場面にも遭遇しました。

ところがある日、珍しくも母が熟睡しています。翌日、その理由を尋ねてみたところ、「鍼《はり》を打ってもらったのよ」といいます。そこで私も、早速、その鍼灸師《しんきゅうし》のところに行ってみました。

結論からいって、その鍼灸師の力を借りても、私のふくらはぎの痛みは消えませんでした。しかし、鍼の治療自体からは何の痛みも感じませんでしたので、東洋医学に興味を抱くようになりました。

こうした経緯もあり、北海道大学医学部に通っていた私は、西洋医学を学びながらも何《なに》某《がし》かの不信感を抱きつつ、東洋医学に惹《ひ》かれていくようになっていきました。しかし問題は、医学部の講義に東洋医学の単元が存在しないことでした……。

そんなある日、私が所属していたテニス部の部室から出ていくと、向かいの部屋から灯りが漏れていました。何げなく覗《のぞ》いてみると、そこでは麻酔科の先生が鍼を打っていました。ここで一般市民を集め、鍼灸の講習会を開いていたのです。

それを知って、私も講習に参加するようになりました。そして、その麻酔科の先生に「東洋医学のサークルみたいなものは、北大にはないのですか」と聞いてみたところ、「いまはないんだよね」と一言。かつては存在したということですが、自然消滅に至ったそうです。やはり西洋医学に比べて人気がなかったのでしょう。

するとこのとき、麻酔科の先生が思いもかけないことをいい始めました。

「川嶋君、サークルがないなら、自分で創ればいいじゃないか」

……なるほど。さっそく私は、先輩や後輩に声を掛けて、東洋医学研究会を立ち上げました。鍼灸は麻酔科の先生が教えてくれるとはいえ、五里霧中《ごりむちゅう》のスタートでした。

しかし当時、大学の近隣に、一軒の漢方薬局がありました。とても年季の入った店構えをしていたものです。そんな店の雰囲気に気圧《けお》されていた私ですが、東洋医学に対する興味は抑えがたく、こわごわと店内を覗いてみました。

すると、愛想のないお爺さんが出てきて、かなり突っけんどんな感じで、「何か用ですか？」と聞いてきます……。

私は、「このたび北大に東洋医学研究会を創ったものですから、漢方薬の実地調査に参りました」と、正直に答えるしかありませんでした。その言葉が終わった瞬間、その店主と思われるお爺さんは破顔一笑《はがんいっしょう》。「いまどき珍しい若者ですなあ」といって、私の行動に興味を示してくれました。

そしてなんと、「漢方の書物なら、ここにいくらでもあるから、いつでも好きなときに見に来ていいよ」と勧めてくださる。さらに様々な生薬《しょうやく》を見せてくれたあと、続けざまに「この薬も自由に使っていいよ」とまでいってくださいました。

こうして私は、大学で西洋医学を学びながら、この漢方薬局を「基地」にして、漢方薬や鍼灸の知識を身に付けるようになっていくのです。

ハーバードやＭＩＴを驚かせた鍼の威力

そんなこんなで大学を出て医師にはなった私ですが、あくまで本業は西洋医学。しかしその後も、趣味の域を出ませんでしたが、東洋医学の研究は続けていました。そうして時には、「肩こりが酷いのです」などという患者さんに、あくまでサービスとして鍼を打ってあげたりしていました。おカネは取れませんので。

しかし若手の医師として忙しく働く日々に、東洋医学を本格的に学ぶ余裕はありませんでした。そんな私に転機が訪れたのは三〇代のころ。アメリカに留学する機会を得て、ハーバード大学で研究をすることになったのです。

そんなある日、医療技師の一人が苦しそうに首筋を押さえているではありませんか。理由を聞いてみると、寝違えてしまったとのこと。そこで私は鍼を打ってあげることにしたのです。すると、彼にとってみれば魔術！　すぐに痛みが消え、「マジックだ！」と叫んで、欣喜雀躍《きんきじゃくやく》していました。

当時のアメリカ、それもハーバード大学で最先端医学を研究している人間にとっても、鍼の効果は新鮮に映ったのでしょう。この「オリエンタルマジック」は、大学中の評判となりました。すると時を置かずして、今度はマサチューセッツ工科大学（ＭＩＴ）から、鍼セミナーの打診がありました。

このＭＩＴで催したセミナーの反響は絶大《ぜつだい》で、「これほど効果があって面白い医療を、なぜ日本人は放っておくのか」と、みな口々にいってきました。

私はその反響に驚きながらも、「子どものころから抱いていた自分の西洋医学に対する不信感は、まやかしではなかった」と確信しました。そうして再び東洋医学に対する興味が頭を支配するようになったのです。

悩んだ末に、私は、アメリカ留学を途中で切り上げることにしました。日本に帰国し、さらに東洋医学を学び、自分の理想とする医療を目指そうと決意したのです。帰国した私は、すぐに受け入れ先の病院を探し始めました。

歩けない人が歩けるようになった気功

帰国直後、ターニングポイントとなる出来事がありました。私が突発性難聴を患《わずら》ったのです。

ある日、起床すると、右の耳が聞こえません。最初は中耳炎《ちゅうじえん》か何かだろうと考え、あまり気にしていませんでした。そうして忙しさにかまけ、しばらく放置していたのです。

突発性難聴という病気は、その原因が、はっきりとは分かっていません。発症後すぐに治療すれば改善することが多いのですが、一週間以上が経過してしまうと、回復が難しくなってしまいます。

遅ればせながらも、私は西洋医学による治療を試みたのですが、まったく症状は改善しません。そのため、暗い顔をして大学病院の廊下を歩いていたときに耳鼻科の教授とすれ違いましたので、聞いてみました。

「難聴がいっこうに快方に向かわないのですが、何かいい手はありませんか……」

しかしその先生は、こんな冷酷な台詞《せりふ》を私に投げかけて、立ち去ってしまいました。

「もう一生治りませんから、諦《あきら》めてください」

この台詞は、患者の立場としては、最も聞きたくない言葉だと思いました。当事者は、それで納得できるでしょうか？　この方法がダメだというなら、何か別の方法を提案してくれないのだろうか――そう考えるのが普通の人間だと思います。

では、患者としての自分ができることはあるのだろうかと考えて、まず鍼灸や漢方薬を思い浮かべました。しかし、漢方の医師や薬剤師、あるいは鍼灸師ではないただの患者だったら、受診や相談が必要になります。すると、このとき頭に浮かんだのが気功でした。気功なら患者一人だけでも取り組めるからです。

そこで知人に教えてもらった気功の合宿に参加して、かなり熱心に学びました。この合宿では、「気」によって目の不自由な人が見えるようになった場面に遭遇しました。また、歩けなかった人が歩けるようになった瞬間も目撃しました。いくつもの奇跡を目の当《ま》たりにしたといえましょう。

こうした「気」の奇跡に接したせいか、見えないものに対して興味が湧き、次の対象は「波動」となりました。「波動」は目に見えないエネルギーの一種で、気功と同様に科学的ではないという人がいます。ただ私は、既に気功の成果に接していたので、抵抗なく受け入れることができました。

さらにまた、知人の紹介でホメオパシーを知り、研究することにもなりました。

以上のような経験を経たあと、私は、西洋医学、東洋医学、加えて様々な補完医療や代替医療を体得していきました。そうして最終的に、すべてを網羅《もうら》する統合医療に行き着いたのです。

「冷え」に強いのが漢方

ここまで述べてきたように、私の診療では多種多様な療法を用いますが、「冷え」に関しては、生活習慣の改善、漢方薬、鍼灸などで十分に対処できると考えています。先述した通り、西洋医学に「冷え」という概念はありません。そのため「冷え」が原因となっていると想定される病気については、漢方薬や鍼灸など東洋医学を試してみるべきだと思います。

西洋医学と東洋医学では病気に対する向き合い方が異なるので、その治療法も異なります。

たとえば西洋医学では、患者さんが何らかの不調を訴えると検査をして、その原因となる疾患を見つけます。そうして病名を確定して、やっと病気に対する治療法が決まるのです。

一方の東洋医学では、病気ではなく、人を診ます。人の全体を診る。そうして患者さんの体質や全身の健康状態を診て、初めて治療に入ります。ちなみに、これを「随証治療」といいます。

ということは、同じ病気であっても、医師が処方するものは、それぞれの患者さんによって異なるということもありえます。たとえば、この人は冷えているからこの処方、あの人は熱を秘めているからあの処方、という具合です。

そうした東洋医学の優れた面が評価されるようになったのか、近年は、漢方薬を処方する医師が増えてきました。風邪の初期症状に対して処方される「葛根湯《かっこんとう》」は、漢方薬の定番です。

また婦人科でも、漢方を併用する医師が増えました。更年期障害、月経不順、月経痛など婦人科における症状に処方するためです。たとえば「当帰芍薬散《とうきしゃくやくさん》」「加味逍遙散《かみしょうようさん》」「桂《けい》枝茯苓丸《しぶくりょうがん》」の三つなどは、婦人科の代表的な処方薬として普及しています。

漢方薬には膨大な種類があるため、多くの医師は漢方薬メーカーが発行しているハンドブックを手元に置いています。そのハンドブックには、たとえば「当帰芍薬散は、筋肉が全体として軟弱で、疲労しやすく、足腰の冷えやすい者の諸症状に」「桂枝茯苓丸は、体格はしっかりしていて顔の赤らみが多く、腹部が充実していて、下腹部に抵抗のある者に」などと書かれています。

ただ、ハンドブックの指示を単純に踏襲《とうしゅう》していればいい、というものでもありません。やはり、それぞれの患者さんの体と健康の全体像を診て、次は病状の全体像をつかみ、そうして医師自身の判断で薬を処方するのです。これが先述した「随証治療」です。

「モグラ叩き」方式の西洋医学の限界

さて、私が現代の医療を観察してみると、医師も患者さんも、西洋医学に頼りすぎていることに気づきました。しかし西洋医学は、いってみれば「モグラ叩き」の医学。人体に病気が出現したら、局所的に叩く。そして再び出現したら、また叩く。そうやって健康な状態に戻そうとするのが西洋医学の「哲学」なのです。

すると健康診断の数値が、今度は「絶対神」になります。

たとえば血糖値が基準値を超えれば、もう大変なことに……これを基準値以下にするために、必死になって薬を飲みます。当然、コレステロール値が高ければ、同じことをします。そうして基準値の範囲に収まっていれば健康、ということになり、血糖値やコレステロール値が高かった大元の原因にはアプローチしません。

しかし、血糖値が高いと様々な病気に罹《かか》るリスクが高まりはするのですが、一方で糖はエネルギーを生み出すので、体には絶対的に必要な栄養素です。そしてそれは、コレステロールも同様。コレステロールが血中に存在しなかったら、血管はボロボロになってしまいます。

つまり、単純に血糖値を下げれば良い、あるいはコレステロール値を下げれば良いということではないのです。

加えて、西洋医学の「モグラ叩き」方式では、叩いても叩いても繰り返し出現する病状に対しては、最後は手も足も出なくなってしまいます。その代表例は、ガンの再発でしょう。

現代日本では、ガンを見つけられた患者さんは、切除か、化学療法か、放射線治療かと迫られます。そうして仮にガンをやっつけても、患者さんは再発のリスクに怯《おび》え続けます。

なぜなら、どうして自分がガンを抱えることになったのか、その真実を知らされないからです。そしてその真実を、もちろん医師も知りません……。

「温活」で増進する自然治癒力がガン細胞を消す

前項では、ガンの再発に怯える患者さんの心境を記しましたが、実は西洋医学では、まだ顔を出していない「モグラ」までも叩きます。

先述の通り、二〇一三年、女優のアンジェリーナ・ジョリーさんは健康な乳房に対し「予防的切除」を行いました。後に乳房だけでなく、卵巣と卵管も切除しています。

彼女の場合、細胞のガン化を防ぐガン抑制遺伝子に異常があり、乳ガンや卵巣ガンに罹る確率が一般人に比べて六〜六〇倍も高かったのですが、その予防と称して健康な乳房などを切除するのはいかがなものでしょうか？

アンジェリーナ・ジョリーさんが行った、この「予防的切除」が話題になり、実際に遺伝子検査を受けて、予防的切除をする人も増えたようです。しかし、「ガンになりやすい遺伝子」を受け継いでいたからといって、必ずガンになるわけではありません。

ガン細胞は、人間の体にある普通の細胞がミスコピーされたもの。そのため自身の自然治癒力を発揮すれば、このミスコピー、すなわちガン細胞を消し去ることも可能なのです。

人間の体に備わっている自然治癒力を、なぜか現代人は忘れがちです。そうして自分の体が持つパワーに頼らず、医師や薬に頼りすぎているのです。

私は、病気は医師が治すのではなく、患者さん自身が治すものだと思っています。そして本書で述べてきた「温活」こそ、患者さん自身が自分の自然治癒力を増進させるものだと確信しています。

薬は体を冷やすという衝撃

私の診療室に来られる患者さんの多くは、いざ病気が見つかると、自分では何もできなくなってしまいます。そして、「先生、私はいったい、どうしたらいいのですか?」という言葉を発する……この言葉を何回、患者さんから聞いたことでしょう。

医師を信頼するのは良しとしましょう。しかし、自分の健康と人生を、医師に丸投げしてはいけません。そうではなく、病気を治すために自分は何をすべきか、それを虚心坦懐《きょしんたんかい》に考えるのです。

医師に対する依存と同様に、薬に対する依存も止《や》めましょう。実際、私が薬を処方すると、その量の少なさに不安を述べる患者さんが数多くいます。「先生、もっとたくさん薬を出していただけませんか」と——。

このタイプの人たちは、実は六〇歳以上の人たちに多いのですが、ただ薬を飲んでさえいれば病気が治るとでも考えているのでしょうか。どうやら、あちこちの病院に行っては薬を出してもらっているらしく、処方がダブってしまうことも多々あります。

先述しましたが、体を温めるという意味では、薬はマイナスに働くことが多い。すると当然、薬を乱用していれば、体を激しく冷やしてしまいます。これでは、せっかく実践している「温活」も台なしです。

例を挙げましょう。まず痛み止め（消炎鎮痛薬《しょうえんちんつうやく》）は体を冷やす薬です。そして副腎皮質ステロイド薬などには血液を凝固《ぎょうこ》させる作用もあるので、結果的に血行を悪くしてしまい、体を冷やすことになります。

ただ気休めのために薬を飲むのは、絶対に止めましょう。あらゆる薬には副作用があり、かつ長期にわたって服用すると耐性が生じ、次第に量を多くしないと効かなくなってしまうことがあるからです。

OECDの健康調査で下から二番目だった日本

ここまで述べてきたような、自分の体も医師任せの日本人が、いかに健康に無頓着《むとんちゃく》であるのか、それを示すデータがあります。

二〇一九年のOECD（経済協力開発機構）のレポート「Health at a Glance 2019」によると、「あなたは健康ですか？」という質問に対して「健康です」と答えた人の割合は、日本は三五・五パーセントと三五ヵ国中で下から二番目、最下位で二九・五パーセントの韓国に次いで低い数字でした。

ちなみに、このときの調査では、「健康です」と答えた人の平均値は六八・一パーセント。トップのカナダは八八・五パーセント、二位のニュージーランドは八八・二パーセント、三位のアメリカは八七・九パーセントの人たちが「健康です」と答えました。

また二〇一六年の同調査によれば、「十分な睡眠を取っていますか？」という問いに対しては、日本人は五四パーセントしか「はい」と答えていませんでした。これは二三ヵ国中二一位。「定期的に運動をしていますか？」に対する肯定の回答は三九パーセントで最下位。「健康的な食生活を送っていますか？」という問いに対しても「はい」は二九パーセントだけで、これも最下位でした。

こうした数字が、日本人の健康に対する意識を忠実に表しているように思えてなりません。すなわち、自分は健康であるとは思っていないにもかかわらず、十分に睡眠を取るわけでもなく、適度な運動をするわけでもなく、食事に気を配るわけでもない……。

ではなぜ、日本人は、健康に対して無頓着なのでしょうか？　たぶん「病気になっても大丈夫だ」と思っているからです。

すなわち、「世界に誇る国民皆保険制度のもと、我が国の医療レベルは高く、優秀な医師もたくさんいるし、医療機関に行っても費用は安い」――このように考えているのではないでしょうか。

この国民皆保険制度では、すべての国民が健康保険に加入して保険料を負担し、それゆえ病気や怪我の際には少額の自己負担で医療を受けることができます。これは日本人すべてが互いに助け合う精神を支柱にしています。

そのため病気になっても、保険を使って診察を受けることができます。しかも自己負担は一～三割程度。誰でも気軽に医師にかかることができるのです。

ところが、「ならば頑張って病気を予防しなくてもいいのではないか」などという気持ちが生まれてしまうのかもしれません。そうして始まった医師依存が嵩《こう》じ、自分で自分の体をケアする意識が希薄になっているように私には見えます。

たとえば国民皆保険制度の存在しないアメリカでは、保険のない人が虫垂炎《ちゅうすいえん》の手術を受けると、数百万円もの金額を請求されることがあります。ゆえに、健康に対する意識は自ずと高まります。

ということは、私が提唱する「温活」は、もしかしたらアメリカのほうでブレイクするのかもしれません。

私が保険の適用されない自由診療というスタイルで通しているのも、根底には、こうした患者さんが医師に依存する問題や、格安医療費の問題があるからなのです。

総合病院がなくなった夕張市で起こったこと

ガンにせよ感染症にせよ、疾病は早期発見・早期治療が鉄則です。そのため、毎年のように定期健診を受けている人もいるはずです。ただ、それで安心ではありません。

予防には一次予防と二次予防があります。早期発見・早期治療が二次予防なら、日頃から生活習慣に気を付け、病気が発症しないようにすること、これが一次予防です。

この一次予防を完璧に実現していれば、定期健診さえ受診する必要がないのかもしれません。そして、私が提唱する一次予防こそが「温活」なのです。

この一次予防がいかに大切かという実例を一つ紹介しましょう。北海道夕張《ゆうばり》市のケースです。

夕張市は二〇〇七年、三五三億円もの赤字を抱え、事実上、自治体として財政破綻を来《きた》しました。こうして、その名を全国に知らしめることになったのです。

その結果、多くの行政サービスに支障が生じたのですが、最も深刻な例が医療でした。

市立総合病院が閉院を余儀なくされたのです。

そうして市内に総合病院が一つもないという状態に陥ってしまった。すると、近隣で大きな総合病院があるのは札幌《さっぽろ》市。そこまでは救急車でも一時間近くかかるようになりました。

市民にとって危急存亡の秋《とき》です――簡単に病院には頼れない状況に陥ってしまったのですから。

では、この結果、夕張市民の健康状態が悪化したのか？　実は、むしろ逆でした。驚いたことに、その後の調査で、市民の健康状態は向上していました。病死は減少し、医療費の大半を占める診療費も減りました。

この件を私はＮＨＫテレビのドキュメンタリー番組で知ったのですが、取材に応える住民の女性が、こんなことを口にしていました。

「だって、お医者さんがいないんだから、私たちが自分で健康を守らないとね」

――私は心のなかで快哉《かいさい》を叫びました。「そう、やればできるんです」と。

西洋医学に基づく医療は、交通事故や脳出血などの緊急手術のときには、非常に頼りになります。ただ、その安心感を過剰に信じてはいけません。そして、国民皆保険制度や医師に頼らずに自分の健康を守る、という意識を持つべきでしょう。すなわち、病院に行かずに済むよう、病気に罹らないことを理想とするのです。

そして、その基本となる対策が「温活」。いつでもどこでも日常生活のなかで実践できる優れものです。

私は西洋医学と東洋医学を融合できるのは、日本人だけだと考えています。それは自分のハーバード大学での経験によって確信へと昇華しました。

そして、西洋医学と東洋医学、その他の補完代替医療を統合したものは、一人の人間が人生をどう歩み死んでいくかまでも配慮し、すべての療法から最も適合したものを見つける医療です。特に人生で多くの体験を積み重ねてこられた六〇歳以上の人たちなら、統合医療は有効に働くでしょう。

順番が最後のほうに回ってしまいましたが、本章で、「温活」の有効性を確信していただけたのではないかと思います。

第九章　「死の質」を考えて好きなことを何でも！

北欧の最高血圧一八〇グループが最も長生き

六八歳——この年こそ、私が「病気を治そうとするのを止める歳」です。それは家内とともに歩んだ時間、三四年を倍にした歳。かように私は、家内との関係性を大事にして生きてきました。ここだけは、家族円満のために、強調させてください。

「いかに後悔なく充実した人生を終えることができるか」——これこそが人間の最大の課題だと私は思っています。そして、それが実は、健康寿命を延ばす「温活」を提唱する理由でもあるのです。

ここで、フィンランドで行われた調査を挙げておきましょう。この調査は、八〇歳の人たちを中心に血圧と五年生存率の相関関係を調べ、一九九七年に発表されました。すると、「最も五年生存率が高かったのが最高血圧一八〇ミリメートルHg以上のグループ」だったのです。一方、「最も五年生存率が低かったのは最高血圧が一二一～一四〇ミリメートルHgのグループ」。つまり、血圧が高い人たちのほうが長生きしているのです。

また、一九九九年に医学誌「ランセット」の査読を通って掲載された論文の内容も、「八〇歳で降圧薬を服用している人は、服用していない人に比べると死亡率が高い」というものでした。

　さて、五年生存率が最も高かったグループの最高血圧は一八〇ミリメートルHg以上ということですが、この数値は、日本なら降圧薬を大量に投与されて無理やり血圧を下げられるレベルでしょう。一方、最も五年生存率が低かったグループの最高血圧は一二一～一四〇ミリメートルHg……日本では理想的といわれている数値です。

　そう、健康診断で示される数字に支配されてしまうと、もっと大切なものが見えなくなってしまうのかもしれません。

　高齢になると血管壁が硬くなり、柔軟性を失います。そのため、破れやすくなったり詰まりやすくなったりすることは事実です。しかし血圧を上げないと、血液が脳を含めた全身に回らなくなるという事実もあります。

　つまり、降圧薬を使って高齢者の血圧を下げてしまったら、脳に届く血液が減少してしまうということです。それが認知症を招く原因にもなるかもしれません。

　ここまで読んでいただくと、日本の医療が間違った方向に向かっているかもしれないということが理解できるでしょう。健康診断を頻繁に受けて、その検査結果に一喜一憂し、挙句《あげく》の果てに健康な臓器を予防的に切除する……みなさんはどう考えますか？

日常生活に「温活」を取り入れて健康寿命を延ばし、そして自分の目標年齢に達したら、もう病気を治そうなどと考えない、これでいいのです。

「生（活）の質」とともに「死の質」を大切に

六〇歳以上の人たちは、「還暦も過ぎたので、いままで以上に健康に気を付けよう」と思って本書を手に取ってくださったかもしれません。「温活」は生きる力そのものを高めるのですが、一方みなさんは、「死の質（クオリティ・オブ・デス）ＱＯＤ」についても考えたことがあるでしょうか？

日々多くの患者さんと向き合うなか、私は「温活」が実現する良好な「生（活）の質（クオリティ・オブ・ライフ）ＱＯＬ」とともに、この「ＱＯＤ」も重要なのではないかと考えるようになりました。

健康寿命を延ばし、「ＱＯＬ」を向上させたあとは、「ＱＯＤ」に思いを巡らす。私からの提案です。

この「ＱＯＤ」では、いかに後悔なく人生の最期を迎えられるか、という点に基準を置きます。そして、人生の最期までの時間をいかに充実して過ごせるか、それこそが人間の幸せの尺度《しゃくど》ではないでしょうか。

摂生を止める歳を決める悦び

「ＱＯＤ」を考えるための例を挙げてみましょう。

たとえば医師に「死ぬまで何も食べないでください」といわれれば途方に暮れますが、「食事は明日の検査まで我慢してくださいね」といわれれば、誰でも努力できるでしょう。

また、医師から中性脂肪の数値が高いと伝えられ、「カロリーの高い食事は避けてください」と指示されたとしましょう。そんなときは「もう一生、トンカツも唐揚げも食べられなくなる」などとは考えずに、「まあ、一ヵ月だけでもやってみて、改めて数値をチェックしてみるか」と、プチ目標を作ってトライしてみましょう。

目標を置いて区切りをつけると、前向きな気持ちになれます。「そのあとのことは、そのあとのことだしな」――こう考えれば、楽しさすら感じてくるかもしれません。このやり方を人生全般に反映させてみてはいかがでしょうか？

まず「to doリスト」を作ります。この「to doリスト」では、やらねばならないこと（have to do）、やりたいこと（want to do）、やれること（be able to do）を決めるのです。そして、それが何歳までに完遂《かんすい》できるかを考え、「すべてし終えたら、その先はいつ死んでもいいとしよう」――このように決めるのです。「ＱＯＤ」を高めるためです。

こうすれば、死んでもいいところまでの人生はとても充実したものになり、「ＱＯＬ」が上がります。そう、「ＱＯＤ」を高めれば「ＱＯＬ」も同時に高まるのです。

ただし、人それぞれに生き方があるので、「何歳まで」という年限は各自が自分の基準で決めることです。そして、その歳までは健康に十分に留意して生きる、食事もカロリーの高いものは摂らない、運動を日常習慣とする……私の場合は六八歳ですが、その理由は先述した通りです。

本書を手に取られた六〇歳以上の人たちは、こうした年限を身近に感じられるはずです。「温活」は何歳からやっても効果がありますが、人生の三分の二ほどを生きたのですから、自分にとって最適な年限を定める力があるはずです。

たとえば男性の平均寿命は八一歳ですから、その歳までは摂生して生きよう、あるいは自分の母は九〇歳まで生きたので、その歳までは健康に留意しよう、などという感じでもいいでしょう。

そして、その年限まで生きたら、あとはもう、いつ死んでもいい。そう、あとは好きに生きればいいのです。もちろん、冷たいビールをグビグビ飲んでもいいし、コレステロールやカロリーのことも忘れて、肉や天婦羅《てんぷら》を腹いっぱい食べてもいいでしょう。いずれにせよ、好きに生きればいい、あなたの人生なのですから――。

何度も書きますが、私の年限は六八歳。三四歳で妻と結婚したので、六八歳まで生きれば、半分の人生を一緒に過ごした、ということになるからです。

これなら妻も納得してくれるはず。だから「六九歳になったら、もう死んでもいいよね」といってあります。つまり、「それまでは努力して生きていくけれど、そこから先は無茶もやらせてもらいますよ」という意味です。

そして、「たまたま六九歳を超えて生きていたとしても、それはオマケみたいなものだから、きっと不摂生きわまりない人生になると思うけどね」とも付け加えました。妻は腹を抱えて笑っていましたが。

いつ訪れるとも知れない人生の終わりまで摂生に努める、そう考えると、途轍《とてつ》もないストレスを感じるかもしれません。ところが期限付きの摂生なら、誰でも頑張れるのではないでしょうか？

ですからみなさんも、ぜひ「ＱＯＤ」について考えてみてください。

自分が決めた年限を超えたら薬は止める

前項で述べた、区切りをつけることと、優先順位を決めることは、みなさん自身が決めることです。医師が決めるものでも、家族が決めるものでもありません。

たとえば、次のような患者さんがいらっしゃいました。血圧が高いために医師から降圧薬を処方されたのですが、「降圧薬は嫌いで飲みたくない」という人です。

どうやら西洋医学に対する不信感を抱えており、それゆえ私の診療室の扉を叩いたようなのです。統合医療、あるいは自然療法なら、薬に頼らなくて済む、ということでしょうか。

ただ、自然療法も魔法ではありません。しかも、私の医療のベースは西洋医学です。ゆえに、いつもこう述べています。

「血圧という数値を下げることが最優先されるなら、確実な方法は降圧薬を飲むことですよ。

ただ、血圧が高いままだと将来的に心臓や脳の血管が破れたりするリスクが高まりますが、そのリスクを受け入れて生きていくなら、降圧薬は不要です。どちらを選択しても、それはあなたの人生です」

私はキリンを例にして話すこともあります。実はキリンの最高血圧は二六〇ミリメートルHgにもなるのです。なぜでしょうか？　キリンの首は驚くほど長く、脳が心臓よりもずっと上に位置しているからです。

脳は動物にとって最も重要な器官。どうしても血液を潤沢《じゅんたく》に届けなければなりません。それだからこそ、キリンの血圧は非常に高いのです。すなわち、血圧が高いことはメリットにもなるのです。

確かに血管はゴムのような材質であり、圧力がかかり続ければ当然のように劣化します。破けやすくなり、詰まりやすくもなるのです。そして、血圧が高ければ高いほど、脳卒中や心筋梗塞のリスクが高くなることも事実です。

もちろん、高血圧と診断された人が降圧薬を飲まなければ、血圧は高いままでしょう。だからといって、必ずしも血管が破裂したり詰まったりするわけではないのです。

これはもう、本人が、このリスクをどう捉えるかの問題。それを決めるのは、医師ではありません。自分自身で決めることなのです。

たとえば本章で述べた「to doリスト」を完遂し、「いつ死んでもいい」と思っている人ならば、降圧薬を拒否してリスクが高くなっても、何の問題もありません。むしろ薬を飲み続けていたら、その出費が家計の負担になるでしょう。

逆に、「まだ病気になるわけにはいかない」という人であれば、そのリスクを下げるために降圧薬を受け入れるという選択もあるでしょう。ただ、「いつまで降圧薬を飲み続けるのか」という区切り、年限を決めておくことはできます。それは、ここまで述べてきた通りです。

薬については、こんなエピソードもあります。私の診療室を訪れた別の患者さんの話です。

「先生、この薬、飲み始めたら、一生、飲み続けるのでしょうか?」と、この人は暗い表情で聞いてきましたが、私は「ご自分の好きなようになさってください」と答えました。そうして、次のように続けたのです。

「ところで一生って、何年先のことを指していますか? まさか一二〇歳まで、とか考えておられますか?」

すると、くだんの患者さんは、「まさか! そんな歳まで生きないし、だいいち、そんな歳になったら、健康もへったくれもないでしょう」といって、少しエキサイトしていました。

そこで私は、「では、何歳までなら薬を飲んでもいいと思いますか？」と質問すると、患者さんは、はっとして表情が変わりました。分かってもらえたようです。私は間髪《かんはつ》を入れずに続けました。

「自分が決めた年限まで生きたいなら、それまではリスクを減らすために、何でもすべきでしょう。ただ、その年限を超えたら、もうリスクなんてクソ食らえ、薬も止めていいのですよ」

患者さんはこのとき、晴れ晴れとした表情に変わっていました。来院されたときとのあまりのギャップに、私が驚いたくらいです。

「死に方」を決めれば「良い生き方」に

そもそも死は病気ではありません。死が病気なら、必ず死ぬ人間は、すべて病人だということになってしまいます。

いうまでもなく、死は自然なことなのです。

重要なのは、死に向かう過程を明確にイメージし、「ＱＯＤ」を高めることです。すなわち「死に方」を決めれば、「良い生き方」をするようになる。人生の最期に後悔が最小になる生き方です。

子育ても終わり、仕事に区切りがついた六〇歳以上の人たちなら、残りの人生をどう過ごすべきか、若い人たちよりもずっと明確にイメージできるはずです。六〇歳を超えた私は、自分の死にせよ、肉親の死にせよ、死と向き合うことは、人生を充実させてくれる「作業」だと考えています。

近年、死に備えることを「終活」というようになりました。人は一〇〇パーセント死ぬわけですから、いずれ「そのとき」が訪れます。

しかし、それがいつ訪れるかは分かりません。残念なことですが、あるとき突然、ということもあります。

であるならば、本人が元気なうちに「そのとき」の備えをしておくのは当然です。さもないと、残された家族が困ってしまいます。

医師の立場からは、患者さんがどのような死を望むのか、すなわち終末期に受ける医療や望まない処置を、元気なうちに家族と話し合い、結論を出しておいてほしいと思います。そしてこれこそが、最も重要な「終活」なのかもしれません。

最期の瞬間に自分が望む医療を受けられない……これでは死んでも死に切れませんから。

ある患者さんは、九〇歳を超える高齢になってから、ガンが見つかりました。そのガン組織は内視鏡で切除できるレベルではなく、手術を選択するなら開腹することになってしまいます。高齢でもあり、体力的なダメージを考慮して、手術を見送るという選択肢もありました。加えて高齢者の体ではガンの増殖は遅いので、すぐに死に至るということもありません。

そうした状況を本人に説明し、治療方針について意思を確認したところ、「自分はもういい、あとは穏やかに過ごしたいだけです」とおっしゃいました。ところが、ご家族が死を受け入れることができません……手術を望むということでした。

ご本人が元気なうちに家族と話し合っておけば、みなが納得するような最期を迎えることができたでしょうに……。

どうでしょう、「死を考えることはポジティブなことだ」と、発想を転換すべきではありませんか？　そうして「ＱＯＤ」を上げれば、「ＱＯＬ」も向上するはずです。

自分で元気に生きていたいという年限を決めて、それまでは健康を維持すべく努力する。「温活」はその基本となるものですが、結果的に、「ＱＯＤ」すなわち「死の質」も高めるということです。

エピローグ――六八歳を超えたら不摂生をして生きる私

本書で何度か触れましたが、私は六八歳を超えたら、いまのところ、もう健康は放っておいて、自分の好きなように不摂生を始めるつもりです。

自分で人生をやり遂げたとする年限を決めることができれば、その人は、良い生き方と良い死に方ができます。

人生の目標点を過ぎたなら、あとは人生を楽しむのみ。必死になって病気を治そうとすることも止めます。

では、病気のことなど気にせずに暮らす六九歳からの私は、どんな生活を送るのでしょうか？　だいたい、以下のようなアクティビティを冗談半分で考えています。

①ワインを産地別にとことん堪能《たんのう》する

②サイクリングで日本を一周する
③再挑戦したゴルフでシングルプレーヤーになる
④テニスでシニア選手権に出場する
⑤ダイビングのために世界の島々を巡る
⑥妻と船で世界一周の旅に出る
⑦思い出の地ボストンで、レッドソックス、セルティックス、ブルーインズ、ペイトリオッツの試合を観る
⑧東京の焼き肉の名店を全制覇する

などなどですが、これらのうち⑥には少々おカネがかかるかもしれませんが、その他のアクティビティについては、まあ、あまり心配していません。これらを楽しんだ結果、γ-GTP値やコレステロール値が増えても、あるいは膝が悲鳴を上げても、あまり気にしないことにするつもりです。

六九歳から先は、もうグライダーで滑空しているようなもので、エンジンを噴射して上昇する必要などないからです。

どうですか？「死に方」を確定したからこそ実現できる人生の終盤だと思いませんか？①は日本酒でも、②はクルマでも、③はマラソンでも、④は剣道でも、⑤はウインドサーフィンでも、⑥は四国お遍路でも、⑦は日本の贔屓《ひいき》のチームの試合でも、⑧は県内の蕎麦屋さんでもいいではないですか？ 幸いなことに日本には、おそらく世界一の観光スポットとグルメスポットが集中しているのですから。

そうして飲みすぎたり食べすぎたり遊びすぎたりしても、「温活」を実践していれば大丈夫。いや、これは私の勝手な推測なのですが、様々なアクティビティにどんなに熱中しても、つまり羽目《はめ》を外《はず》しても、「温活」をしている人の体が大惨事になることは少ないと思います。

つまり経験してきた「温活」のストッパーが利《き》いて、本当の意味で羽目を外さないからです。

ところで私は、「血液サラサラ」の名づけ親、医学博士の栗原毅《くりはらたけし》先生に、「MC-FAN」という装置を使って、自分の血液のサラサラ度を調べてもらったことがあります。

私自身の平熱は三六・五度あたり。体内の温度はそれよりも約一度高いので、採取した血液を三五度、三七度、三九度に調節して、それぞれ一〇〇ミリリットルが流れきるまでの時間と血液の状態を観察しました。

すると――「川嶋先生、赤血球の膜も軟らかそうだし、血液もよく流れているじゃないですか」と栗原先生。実は「血液サラサラ博士」こと栗原先生も、それが温度を変えて血液の流速を測る初めての実験だったので、少々興奮気味でした。

実験の結果、血液が流れ終わるまでの時間は、三九度で六八・二秒、三七度で七〇・三秒、三五度で七五・一秒でした。「サラサラ血液」の基準値は六二・八~九七・二秒ですから、私の血液は、どれも良い成績でした。

そして、血液が冷えているほど流速が遅くなることが再確認できました。ということは、血液成分も血管内で詰まりやすくなる、ということです。

この冷たい血液は、明らかにドロドロ血液です。そうした血液の「冷え」は低体温につながり、全身の「冷え」にも直結します。

すなわち結論は、「体を冷やすな」＝「血液を冷やすな」です。血管内を流れる血液が温かければ流動性が増し、そうして全身に血液が循環すれば代謝力もアップして、体も温まります。

このように、本書が主題とする「冷え」と「温め」のメカニズムは、意外とシンプルなものなのかもしれません。

であるならば、人生や健康や死についても、もっとシンプルに考えたほうがいいのではないでしょうか？　病気と闘うのを止める年限をイメージできたら、あとは日常生活のなかに「温活」を取り入れるだけ。どうです、単純でしょ？

二〇二四年七月

川嶋《かわしま》　朗《あきら》

川嶋 朗（かわしま・あきら）
1957年、東京都に生まれる。1983年、北海道大学医学部医学科を卒業し、東京女子医科大学に入局。1993～95年、ハーバード大学医学部マサチューセッツ総合病院に留学。東京女子医科大学附属青山自然医療研究所クリニック所長を務めたあと、2014年、東京有明医療大学保健医療学部鍼灸学科教授。2022年、神奈川歯科大学大学院統合医療学講座特任教授、統合医療SDMクリニック院長。自然治癒力を重視し、西洋医学と補完代替医療を統合した医療を実践。「悔いのない、満足のいく人生」を送る心得として、「自分の理想的な死とは何か」を考える「QOD（クオリティ・オブ・デス＝死の質）」を提唱。著書には、『「がん」も「うつ」も体温が低い』（河出書房新社）、『太らない病気にならない体のつくり方』（実業之日本社）などがある。

60歳《さい》から体温《たいおん》を「0.5度《ど》」アップする健康法《けんこうほう》

Hanada新書 004

2024年8月10日　第1刷発行
2024年9月5日　第2刷発行

著　　者　川嶋 朗
発 行 者　花田紀凱
発 行 所　株式会社 飛鳥新社
〒101-0003
東京都千代田区一ツ橋2-4-3 光文恒産ビル 2F
電話　03-3263-7770（営業）　03-3263-5726（編集）
https://www.asukashinsha.co.jp
装　　幀　ヒサトグラフィックス
印刷・製本　中央精版印刷株式会社
本文組版　朝日メディアインターナショナル株式会社
校正担当　得丸知子
編集協力　間渕 隆

ISBN 978-4-86801-028-9

編集担当　沼尻裕兵

Hanada新書

001
放送禁止。
「あさ8」で知るニュースの真相

百田尚樹
有本 香

大人気ネット番組「ニュース生放送あさ8時！」(「あさ8」)待望の完全書籍化！地上波では100％報道されない本物のニュース解説が読める！

002
「いい人」の本性

飯山 陽

「いい人」のフリをしてとんでもない悪を為す者は、日本の政界、財界、学界、メディアだけでなく、世界中にいる。9割の人が騙されている偽善者の正体を暴く！

003
猫だけが見える人間法則

佐藤 優

知の巨人が最も書きたかった現代版『吾輩は猫である』。8つの人間法則から日本人の未来を予言する。「猫だけが見える人間法則」は確かに存在する。